Tatjana Olivier

W0057333

Osteochondrose erfolgreich behandeln

Der laienverständliche Ratgeber für Betroffene

Osteochondrose erfolgreich behandeln
Der laienverständliche Ratgeber für Betroffene
Tatjana Olivier
1.Ausgabe 2012
Taschenbuchausgabe 2012
bei ersa Verlag
ISBN 978-3-9814844-5-8
© Copyright 2012 SuperSenior® Marketing Ltd., ersa Verlag
Umschlaggestaltung: ersa Verlag
Umschlagfoto:© mitarart – depositphotos.com
Herstellung: SOL Service GmbH Schrobenhausen,
Printed in Germany

SPRACHREGELUNG:
Zur Vereinfachung beim Schreiben und Lesen wird immer die männliche Form verwendet: der Patient, der Arzt usw. Dieser Artikel dient als allgemeiner Gattungsbegriff und schließt weibliche Personen automatisch mit ein.

Inhaltsverzeichnis

Vorwort

Chronische Rückenschmerzen sind das größte Gesundheitsproblem unserer heutigen Zeit. Mindestens einmal pro Jahr haben ca. 70 % der Deutschen Rückenbeschwerden und sie sind der zweithäufigste Grund, einen Arzt aufzusuchen. Im Berufsalltag sind die Rückenleiden für 40 % aller Krankschreibungen verantwortlich und damit die zweithäufigste Ursache für Arbeitsausfälle. Und als wäre all dies noch nicht genug, machen chronische Rückenschmerzen bis zu 75 % der Rentenanträge aus.

Trotz dieser erschreckenden Zahlen hat man allzu oft den Eindruck, als würde diesem Problem nicht die notwendige Aufmerksamkeit entgegengebracht, wie es eigentlich angebracht wäre. Nicht anders verhält es sich bei der Osteochondrose, die eine der besonders häufigen Ursachen für Rückenschmerzen ist und meistens erst dann die nötige Aufmerksamkeit erhält, wenn sie bereits deutliche Beeinträchtigungen im Alltag mit sich bringt.

Doch bis es soweit ist, vergeht bei den meisten Betroffenen eine längere Zeit, denn zu Beginn der Erkrankung erscheinen die Beschwerden noch als sehr harmlos und werden keineswegs mit so einer ernsthaften Krankheit wie der Osteochondrose in Verbindung gebracht.

Am Anfang treten nur gelegentlich Schmerzen auf, sei es im Nacken, Rücken oder Kreuz. Meistens ist dies nach körperlicher Arbeit oder sportlichen Aktivitäten der Fall, aber immer öfter erwischt es einen auch in vermeintlich harmlos erscheinenden Situationen im Alltag.

Wenn Sie an Osteochondrose leiden, kennen Sie das folgende Szenario bestimmt nicht nur aus Erzählungen...

...Sie sitzen zu Tisch und wollen eigentlich nichts anderes, als in Ruhe Ihr Essen genießen. Vielleicht zu einem guten Glas Wein, leiser Musik und einer Zeitung. Es könnte alles ganz wunderbar sein, wären da nicht diese ständigen Rückenschmerzen, die einem die gute Laune verderben.

Und es hilft auch nicht, aufzustehen, sich einmal "gerade zu machen", ein Stück Spazieren zu gehen oder sich einen Moment hinzulegen. Der Schmerz bleibt hartnäckig und begleitet Sie den ganzen Tag. Dabei betrifft es je nach Wirbelsäulenabschnitt entweder Ihren Nacken oder das Kreuz. Dieser Schmerz zieht sich selbst bis in Ihre Fingerspitzen oder bis in die Zehen. Zudem gesellen sich Kopfschmerzen aufgrund der Muskelverspannungen hinzu. Betroffene einer Osteochondrose leiden zunehmend.

Und sicherlich haben Sie sich schon so manches Mal gefragt:

Warum habe gerade ich Osteochondrose, und wie werde ich diese verdammten Schmerzen so schnell wie möglich wieder los?

Spätestens wenn man an einen Punkt angelangt ist, an dem die Schmerzen gar nicht mehr aufhören, begibt man sich zunehmend in die Abhängigkeit diverser Schmerzmittel. Und je länger man die Tabletten einnimmt, umso höher werden wahrscheinlich im Laufe der Zeit die Dosierungen, die man benötigt, um die Schmerzen irgendwie in Schach zu halten. Obwohl jedem klar ist, dass dies keine Lösung auf Dauer sein kann, greift man dennoch regelmäßig zu den vermeintlichen Helfern. Was soll man denn sonst auch machen? Wie kann man aber aus diesem Schmerzkarussell ausbrechen?

Es ist keine Frage: mit der Osteochondrose hat man sich eine sehr schmerzhafte und auch angsteinflößende Krankheit eingehandelt. Denn niemand weiß, wie sich diese Erkrankung der Wirbelsäule in Zukunft weiter entwickeln wird. Da sind logischerweise Zukunftsängste, und man stellt sich natürlich die Frage, wie man die Krankheit zuverlässig in den Griff bekommen kann, auch wenn es kein Patentrezept für alle Patienten gleichermaßen zu geben scheint.

Liebe Leser, seien Sie versichert, ich kenne diese Zweifel. In über 3 Jahren habe ich vor allem aus persönlichen Gründen unzählige Gespräche mit Osteochondrose-Betroffenen, Ärzten und Therapeuten geführt und aufgezeichnet.

Das war viel Arbeit, aber sie hat mir auch immer wieder gezeigt, wie wichtig es ist, all dieses Wissen zusammenzutragen. Herausgekommen ist nun ein Ratgeber von Betroffenen für Betroffene, der einen allumfassenden Überblick über die modernsten und effizientesten Therapiemaßnahmen bietet. So konnte ich als Autorin vor allem aus der Sicht vieler Osteochondrose-Patienten in Erfahrung bringen, welche Therapien einigen Menschen wieder zu völliger Schmerzfreiheit verhelfen können und welche wiederum weniger helfen. Auch Sie kann all das vielleicht ein großes Stück weiterbringen, was die Gesundheit anderer Menschen bereits gefördert hat.

Lassen Sie nichts unversucht, auch selbständig mehr wichtiges Hintergrundwissen über Ihre Erkrankung in Erfahrung zu bringen, das Ihnen möglicherweise wieder zu mehr Lebensqualität verhilft.

Kein Mensch ist gleich, und jeder Patient bedarf einer individuellen Behandlung. So muss mein Buch immer als eine Ergänzung zu Ihrer ärztlichen Behandlung gesehen werden. Doch möglicherweise finden Sie in meinem Buch letztendlich genau die Information, die entscheidend für Ihre zukünftige Lebensqualität sein kann – ganz ohne Schmerzen.

Was ist Osteochondrose?

Auch wenn viele Menschen noch nie etwas von Osteochondrose gehört haben, so zählt diese Erkrankung dennoch heutzutage zu den weit verbreiteten Volkskrankheiten.

Im eigentlichen Sinne bezeichnet die Osteochondrose eine gestörte Umwandlung von Knorpelzellen in Knochenzellen, die bei der Knochenbildung auftritt und die Gelenke wie Knie-, Sprung-, Ellenbogen- und Hüftgelenke betrifft. Doch viel häufiger als diese Körperbereiche betrifft die Osteochondrose die Wirbelsäule, bei der ein degenerativer Prozess zugrundeliegt. Betroffen hiervon sind die Wirbel und Bandscheiben und somit die gelenkigen Verbindungen der Wirbelsäule. Da diese Form der Osteochondrose weitaus mehr Menschen betrifft als die anderen Arten, wird diese in diesem Buch schwerpunktmäßig beschrieben.

Die Wirbelsäule

Um besser verstehen zu können, was sich genau hinter der Osteochondrose verbirgt, ist ein Blick auf die Wirbelsäule (lat. Columna vertebraslis) hilfreich.

In der Schule kommen wir das erste Mal mit dem anatomischen Aufbau der Wirbelsäule in Berührung. Doch fehlt es in dieser Zeit sehr oft an den wichtigen Aufklärungsmaßnahmen, die bereits in jungen Jahren das Verständnis für ein rückenfreundliches Verhalten vermitteln könnten.

Es ist stattdessen die Regel, dass wir unsere Wirbelsäule und die Bandscheiben im Laufe des Lebens erst dann wahrnehmen, wenn es bereits ordentlich zwickt und zwackt, und sich starke Schmerzen im Bereich des Rückens, Nackens oder der Schultern zeigen oder schon schwerwiegende Erkrankungen eingetreten sind.

Die Wirbelsäule bildet die Basis des Skeletts und stellt das tragende Konstruktionselement aller Wirbeltiere dar. Durch sie wird maßgeblich die jeweilige Körperform bestimmt und ermöglicht es dem Menschen, dass er seinen Körper aufrecht halten und Bewegungen des Kopfes und Oberkörpers durchführen kann.

Im Wesentlichen macht die Wirbelsäule den Stützapparat des Menschen aus, indem sie nicht nur den Kopf und die oberen Gliedmaßen stützt, sondern auch den Rumpf. Sie trägt Gewicht und Lasten, nimmt tagtäglich Belastungen auf, ist mit zahlreichen Bewegungsmöglichkeiten ausgestattet und hält die lebenswichtigen Organe in ihrer Position. Darüber hinaus bietet die Wirbelsäule einen wichtigen Schutz für das Rückenmark.

Durch die besondere S-Form der Wirbelsäule wirkt diese wie ein elastischer Stab, der in der Lage ist, Erschütterungen abzufedern und insbesondere das Gehirn vor Gefahren zu schützen, die ansonsten auftreten können.
Grundsätzlich unterscheidet man bei der Wirbelsäule fünf Abschnitte, die aus einzelnen Wirbeln bestehen wie die Halswirbelsäule (7 Wirbel), Brustwirbelsäule (12 Wirbel), Lendenwirbelsäule (5 Wirbel), Kreuzbein (5 Wirbel) und Steißbein (5 Wirbel). Somit besteht die Wirbelsäule aus insgesamt 34 Wirbeln, in Einzelfällen können es auch 33 sein, wobei individuelle Veränderungen in der Regel im Lendenbereich anzutreffen sind.
Zwischen den einzelnen Wirbelkörpern befinden sich die Bandscheiben, die als Pufferpolster zur Abfederung dienen und die Beweglichkeit der Wirbelsäule maßgeblich beeinflussen.

Obwohl die Erscheinungsform der jeweiligen Wirbel unterschiedlich ist, verfügen sie mit Ausnahme des Atlas (erster Halswirbel) über einen vergleichbaren Aufbau. Dabei besteht jeder Wirbel aus einem Wirbelkörper, der an den knöchernen Wirbelbogen angeschlossen ist. Die durch die Wirbelbögen entstehenden Löcher bilden durch ihre Übereinanderreihung den sogenannten Wirbelkanal bzw. Spinalkanal. Dieser ist von lebensnotwendiger Bedeutung, indem hierdurch nicht nur das Rückenmark, sondern auch Bereiche des Nervensystems umschlossen und somit geschützt werden.
Zwischen den benachbarten Wirbeln ist es durch einen Zwischenraum möglich, dass jeweils ein Spinalnerv (Rückenmarksnerv) aus dem Wirbelkanal austreten kann.

Bei genauer Betrachtung der Wirbelsäule zeigt sich also sehr deutlich, dass dieser Körperbereich ein sehr komplexes Gebilde darstellt. Und da ist es nicht verwunderlich, dass sie bei der Ausübung ihrer vielfältigen Aufgaben beeinträchtigt werden kann und anfällig für diverse Schäden ist.

Halswirbelsäule (HWS)

Die Halswirbelsäule besteht aus sieben Halswirbeln, die sich zwischen dem Kopf und der Brustwirbelsäule befinden und zugleich den beweglichsten und schwächsten Abschnitt der Wirbelsäule ausmachen.
Eine der wichtigsten Aufgaben der Halswirbelsäule besteht darin, das Gewicht des Kopfes zu tragen. Die Halswirbelsäule beherbergt einen Teil des Rückenmarks, Arterien und Nervenstränge.
Der erste Halswirbel wird als Atlas bezeichnet. Hier findet der Übergang von der Halswirbelsäule zum Kopf statt, und das Rückenmark, das als eine Verlängerung des Gehirns bezeichnet werden kann, geht an dieser Stelle in den Wirbelkanal über.

Indem der Atlas ringförmig und mit zwei großen seitlichen Vorsprüngen ausgestattet ist und hierdurch das Tragen des Kopfgewichts unterstützt wird,
unterscheidet er sich in seiner Form, Aufgabe und seinem Aufbau sehr von
den anderen Wirbeln. Auch der zweite Wirbel, der sich in unmittelbarer Nähe
zum Atlas befindet und als Axis bzw. Dreher bezeichnet wird, weist eine
andere Bauweise als die anderen Wirbel aus.
Verletzungen und Störungen der Halswirbelsäule treten heutzutage sehr
häufig auf, am bekanntesten ist das Schleudertrauma, das in der Regel durch
Stürze oder Unfälle eintritt. Bei Knochenbrüchen der Halswirbelsäule, die mit
einer Verletzung des Rückenmarks einhergehen, kann eine Querschnitt-
lähmung auftreten.

Krankheitsbedingte Schäden der Halswirbelsäule treten unter anderem bei der
Osteochondrose, Skoliosen und Morbus Bechterew auf. In Einzelfällen kommt
es auch zu Bandscheibenvorfällen.

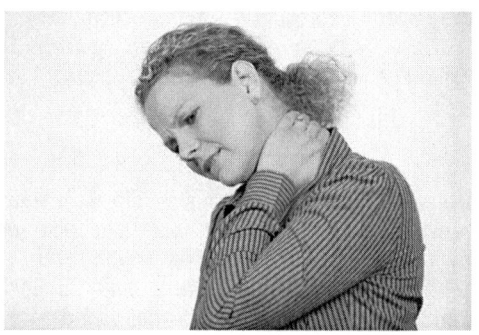

Brustwirbelsäule

Die im oberen Rückenbereich angesiedelten zwölf Wirbelkörper bilden die
Brustwirbelsäule und stellen den mittleren Abschnitt der Wirbelsäule dar. Die
hier angesiedelten herzförmigen Wirbelkörper sind größer als die der Halswirbelsäule, aber kleiner als die der Lendenwirbelsäule. Im Vergleich zur Hals-
und Lendenwirbelsäule ist die Brustwirbelsäule weniger flexibel und lässt nur
wenig Bewegung zu.
Auf jeder Ebene der Brustwirbelsäule existiert eine feste Bindung des Brustkorbs, der aus den beidseitig verlaufenden Rippen besteht. Hierdurch werden
eine umfangreiche Stabilität des Oberkörpers und eine Unterstützung des
oberen Rückens gewährleistet.
Die Hauptaufgabe der Brustwirbelsäule ist es, die lebensnotwendigen Organe
im Brustbereich wie die Lungen und das Herz zu schützen, aber auch für die
notwendige Stabilität zu sorgen, damit der Körper aufrecht gehalten werden
kann. Verletzungen der Brustwirbelsäule treten im Vergleich zu anderen

Bereichen der Wirbelsäule seltener auf. Allerdings ist der Spinalkanal im Bereich der Brustwirbelsäule verhältnismäßig schmal, was ein erhöhtes Risiko darstellt, wenn es zu Verletzungen der Brustwirbel kommt.

Krankhaft bedingte Veränderungen der Brustwirbelsäule, die im Rahmen einer Skoliose, eines Morbus Scheuermanns oder einer Osteoporose auftreten können, zeigen sich häufig durch eine verstärkte Krümmung bzw. einen Rundrücken.

Lendenwirbelsäule (LWS)

Die Lendenwirbelsäule ist der untere Bereich der Wirbelsäule, angeordnet zwischen dem Kreuzbein und der Brustwirbelsäule. Sie besteht aus insgesamt fünf Lendenwirbeln, die auf dem Kreuzbein sitzen und eine feststehende Einheit bilden. Aus der seitlichen Perspektive betrachtet weist die Lendenwirbelsäule eine sehr leichte Krümmung auf. Wenn sich diese Krümmung verstärkt, äußert sich dies als Hohlkreuz.

Probleme der Lendenwirbelsäule treten wesentlich öfter auf als Störungen in anderen Abschnitten der Wirbelsäule und äußern sich durch klassische Rückenschmerzen. Diese können verschiedene Ursachen haben, meistens entstehen sie jedoch durch Verschleiß oder Verletzungen.

Bandscheibe

Zwischen den einzelnen Wirbeln befinden sich die Bandscheiben, die zu den knorpeligen Knochenverbindungen gehören und über eine einzigartige Struktur verfügen, indem sie wie eine Art Wasserkissen auftreten.

Die menschliche Wirbelsäule besteht aus insgesamt 23 Bandscheiben, wobei zwischen dem ersten Halswirbel und dem Schädel und dem zweiten Halswirbel keine Bandscheiben vorhanden sind. Insgesamt machen die Bandscheiben ein Viertel der gesamten Länge der Wirbelsäule aus.

Die in den Bandscheiben enthaltene Flüssigkeit wird stetig verringert, sobald Druck auf sie ausgeübt wird. Infolgedessen kann die Körpergröße tagsüber bis zu 3 Zentimeter abnehmen. Sobald der Druck auf die Bandscheiben nachlässt und sich der Körper in einer liegenden Position befindet, saugen die Bandscheiben erneut zugeführte Flüssigkeit wie ein Schwamm auf.

Durch diesen stetigen Druckwechsel wird es den Bandscheiben ermöglicht, sich regelmäßig mit den notwendigen Nährstoffen zu versorgen und den Stoffwechsel aufrechtzuerhalten. Dies ist insbesondere ab dem 20. Lebensjahr von großer Bedeutung, weil hier mit Beendigung der Wachstumsphase keine Blutgefäße mehr vorhanden sind.

Die Aufgaben der Bandscheiben sind sehr vielschichtig, neben der Nährstoffversorgung ist es insbesondere von großer Wichtigkeit, die Beweglichkeit der Wirbelsäule zu ermöglichen und den Druck, der auf den Rücken ausgeübt wird, auf die vielen einzelnen Wirbel zu verteilen.

Die Bandscheiben als wertvolle, wichtige Puffer leisten Höchstarbeit, sei es beim Gehen, Laufen, Heben oder Tragen. Erst durch den inneren weichen Kern mit Flüssigkeit wird diese Funktion möglich. Mit zunehmendem Alter zeigen sich allerdings natürliche Abnutzungsspuren. Das wissen viele Menschen nicht und werden erst darauf aufmerksam, wenn bereits deutliche Schäden eingetreten sind. Als Folge der Abnutzungserscheinungen verringern sich Dicke und Elastizität, es kann zu Faserrissen und Flüssigkeitsverlust kommen. Die Auswirkungen zeigen sich langfristig unter anderem in dem Krankheitsbild der Osteochondrose.

Osteochondrose der Wirbelsäule
(*Osteochondrosis intervertebralis*)

Osteochondrosis intervertebralis bezeichnet degenerative Veränderungen der Wirbelsäule, insbesondere des Bandscheibenknorpels und des angrenzenden Wirbelkörpers. Sie leitet sich von den Begriffen Osteo (Knochen), Chondron (Knorpel) und Vertebra (Wirbel) ab und wird auch als Osteochondrose der Wirbelsäule bezeichnet. Sie macht beim Menschen den Großteil der auftretenden Osteochondrose-Formen aus.

Die *Osteochondrosis intervertebralis* wird auch als eine Verschleißerkrankung der Wirbelsäule bezeichnet, denn es sind die degenerativen Prozesse, die zu diesem Krankheitsbild führen. Die Anfänge liegen im Alter zwischen 20 und 30 Jahren, aber meistens treten die gravierenden gesundheitlichen Einschränkungen erst mit zunehmendem Alter auf, weil der Krankheitsverlauf stufenweise vonstattengeht. Sie kann prinzipiell jeden Wirbelsäulenabschnitt betreffen wie die Lendenwirbel-, Brust- und Halswirbelsäule.

Im Laufe des Lebens ist es nicht ungewöhnlich, dass die Wirbelsäule mit zunehmendem Alter aufgrund der statischen Belastung, die durch den aufrechten Gang und die heutzutage oftmals erreichte hohe Lebenserwartung Verschleißerscheinungen aufweist. Belastungen durch diverse Faktoren wie Bewegungsmangel, unausgewogene Ernährung, Übergewicht und falsche Körperhaltung tragen dazu bei, dass sich diese Entwicklung beschleunigt und das Auftreten einer Osteochondrose der Wirbelsäule begünstigt wird.
Die hierdurch eintretenden Schäden können sich auf einzelne Abschnitte wie die Halswirbelsäule, Brustwirbelsäule oder Lendenwirbelsäule beziehen. Am häufigsten betrifft es jedoch die Lendenwirbel.
Jede Bandscheibe besteht aus einem knorpeligen Faserring und einem Gallertkern, der Flüssigkeit enthält. Durch übermäßige Belastungen, falsche Haltung und sonstiges Fehlverhalten, aber auch durch Mineralstoffdefizite, verändern sich die Bandscheiben, die eine wichtige Pufferfunktion für den Stützapparat bilden. Der innere Kern der Bandscheibe verliert mehr und mehr

an Flüssigkeit und kann diese bei Überbelastung auch nicht mehr richtig auffüllen. Umso mehr die Bandscheiben im Laufe des Lebens strapaziert und abgenutzt werden, umso dünner und unelastischer werden sie. Dies hat zur Folge, dass hierdurch unweigerlich die Knochen enger zusammenrücken und die Beweglichkeit dramatisch eingeschränkt wird. Die in diesem Stadium bereits eingetretene Reduzierung der Bandscheibenhöhe lässt sich deutlich auf einem Röntgenbild erkennen.

Durch die stark belastete Bandscheibe gerät der gesamte Bewegungsapparat in ein Ungleichgewicht, wobei auch die Wirbel, Fasern und Sehnen in Mitleidenschaft gezogen werden. Da die Belastungen nur noch unzureichend abgefedert werden, wälzt sich der Druck auf die Knochen der Wirbelkörper ab. Diese sind aber nicht wie die Bandscheiben auf eine Pufferfunktion hin ausgerichtet und können dem Druck auf Dauer nicht standhalten. Um die verlorengegangene Stabilität zu kompensieren, hat der menschliche Organismus eine nur auf den ersten Blick erscheinende ausgeklügelte Strategie entwickelt, indem der betroffene Wirbel seine Enden durch die Bildung weiterer Knochenmasse erweitert, um eine größere Fläche für den Druckausgleich zu schaffen. Der vermehrte Aufbau von Knochensubstanz breitet sich auch auf die Außenbereiche der Wirbel aus.
Die besondere Gefahr dieser Entwicklung besteht darin, dass diese knöchernen Anbauten weiter wachsen können und somit der Wirbelsäule wichtige Freiräume wegnehmen, infolgedessen die Beweglichkeit deutlich eingeschränkt wird. Im schlimmsten Fall versteift sich die betreffende Region. Der Kontakt mit anderen Wirbelkörpern verursacht Reibung, die sich mit Schmerzen bemerkbar macht. Eine falsche Bewegung, indem man sich zu tief bückt oder falsch dreht, kann schlagartige und sehr heftige Schmerzen verursachen. Die zunehmende Knochendichte verursacht zudem Wassereinlagerungen im angrenzenden Gewebe, die sich als Ödeme zeigen. Bei einer Kernspin-Tomographie lassen sich diese bildlich darstellen.

Die Bandscheiben können sich bei der *Osteochondrosis intervertebralis* weiter verändern, wenn durch Dauerbelastung Risse im Faserring entstehen. Das Bandscheibengewebe wölbt sich in Richtung der Wirbelkörper und kann so den Nervenkanal verengen, was zur Einklemmung von Nerven führt. Wenn der Faserring einreißt und der innere Gallertkern in den Nervenkanal austritt, handelt es sich um den typischen Bandscheibenvorfall. Nerven im Rückenmarkskanal werden durch diesen Vorgang ebenfalls abgedrückt.
Je weiter die Krankheit fortschreitet, umso mehr werden auch die Bänder und Muskeln in Mitleidenschaft gezogen. Der einst feste Stützapparat lockert sich mehr und mehr. Das hat die Verschiebung und Verlagerung von Wirbeln zu Folge, was sich beim Patienten mit einer Biegung der Wirbelsäule nach vorne (Kyphosierung) oder hinten (Lordosierung) zeigen kann und zu einer Veränderung der Statik führt. Wirbel, die sich bewegen und gleiten, können auch den Spinal- oder Nervenkanal verengen und dann zu Beschwerden führen.

Die Osteochondrose der Wirbelsäule entsteht nicht über Nacht, sondern entwickelt sich auf der Basis von Vorerkrankungen wie einer seitlichen Verkrümmung der Wirbelsäule durch Fehlhaltung (Skoliose) oder nach Bandscheibenvorfällen. Bedeutend sind starke Überbelastungen der Bandscheiben, die über einen langen Zeitraum hinweg andauern.
Wenn keine Regeneration mehr erfolgen kann, nehmen auch die Schmerzen zu. Zur Entstehung der Osteochondrose der Wirbelsäule trägt auch das zunehmende Alter bei, denn mit der Zeit verringert sich die Elastizität der Bandscheiben, und der Verschleiß schreitet voran. Generell beginnt die Abnutzung der Bandscheiben schon ab dem 20. oder 30. Lebensjahr, je nachdem, wie pfleglich mit ihnen umgegangen wird. Mangelnde Bewegung, Überbelastung oder Fehlhaltungen tragen zum beschleunigten Verschleiß wesentlich bei.

Die Rückenschmerzen, die sich bei der Osteochondrose der Wirbelsäule zeigen, sind stark ausgeprägt, mitunter dauerhaft und in jeder Körperposition anwesend, egal ob im Liegen, Sitzen oder Stehen, ob bei völliger Ruhe oder auch während der Nacht.
Ob die Schmerzen im Kreuz oder Nackenbereich auftreten, hängt davon ab, ob die Hals- oder Lendenwirbelsäule betroffen ist. Als besonders unangenehm werden Schmerzen im Nacken empfunden, die bis in die Arme und Fingerspitzen ausstrahlen und Schmerzen des Lendenwirbelbereichs, die sich über die Beine bis in die Zehenspitzen ausweiten.
Eine häufig vernachlässigte Begleiterscheinung der Osteochondrose der Wirbelsäule besteht darin, dass sich das Krankheitsbild auch auf einige Organe auswirken kann. Dies sind hauptsächlich Organe, die in Abhängigkeit mit den Nervenstämmen des Rückenmarks stehen und unter anderem zu Schmerzen des Herzens, Darms, der Leber und Galle führen können.

Osteochondorse der Lendenwirbelsäule
(lumbale Osteochondrose)

Lumbal heißt „die Lenden", und demzufolge betrifft die lumbale Osteochondrose die Lendenwirbelsäule. Sie bildet den unteren Abschnitt der Wirbelsäule, danach folgen Kreuzbein und Steißbein. Schmerzen in der Lendenwirbelsäule werden umgangssprachlich auch als Kreuzschmerzen bezeichnet. Kreuzschmerzen können sehr vielfältig sein, die lumbale Osteochondrose zählt ebenfalls zu den Auslösern. Die Lendenwirbelsäule an sich besteht aus fünf Wirbeln und den dazwischen liegenden Bandscheiben. Obwohl diese Zahl; im Verhältnis zur Brustwirbelsäule mit zwölf Wirbeln; eher gering klingt; können die Schmerzen dafür umso schlimmer sein; wenn sich eine Osteochondrose in der Lendenwirbelsäule zeigt.

Die Funktionalität der Lendenwirbel wird über die Bandscheiben und die Muskeln bestimmt. Starke Bänder verbinden Wirbel und Bandscheiben.

Die Bandscheiben leisten eine enorm wichtige Arbeit im gesamten Bereich der Wirbelsäule. Sie dienen als Puffer und federn Stöße und Belastungen ab. Besonders die Bandscheiben zwischen dem vierten und fünften Lendenwirbel nutzen sich schneller ab, da in diesem Bereich die Beweglichkeit der Lendenwirbelsäule am größten ist, und auch das Körpergewicht wird in der Hauptsache von diesen Wirbeln getragen.

Im Laufe des menschlichen Alterungsprozesses nutzen sich die Bandscheiben ab. Beschleunigt sich nun der Verschleiß durch starke, mechanische oder fehlerhafte Belastung der Lendenwirbelsäule oder durch Bandscheibenprobleme und Bandscheibenvorfälle, dann nutzen sich infolgedessen die Bandscheiben schneller ab. Auch eine seitwärts verkrümmte Wirbelsäule, wie sie typisch für die Skoliose ist, belastet den Rücken und somit auch die Lendenwirbel.

Die Funktion der Bandscheiben wird im Wesentlichen durch Be- und Entlastung aufrechterhalten. Bei **Be**lastung drücken sich die Bandscheiben zusammen und verlieren an Flüssigkeit, bei **Ent**lastung saugen sie die Flüssigkeit wieder auf. Andauernde Belastung verhindert einen Druckausgleich, und die Bandscheiben bleiben zusammengepresst. Sie können so auch keine Nährstoffe oder Wasser mehr aufnehmen. Der Druck durch Belastungen kann nicht mehr ordnungsgemäß aufgefangen werden und weitet sich auf die Wirbel aus. Da die Wirbel aber nicht für diese Aufgabe geschaffen sind, bauen sie knöcherne Auswüchse an den Seiten an, um dem Druck standzuhalten.

Die Höhenverminderung der Bandscheiben in Verbindung mit der Knochenerweiterung führt schließlich dazu, dass Wirbel aneinander reiben, was Schmerzen beim Betroffenen verursacht. Auch die Löcher zwischen den Wirbeln können sich verschmälern, was sich wiederum auf die Nerven des Rückenmarks negativ auswirkt. Sind die Nerven beeinträchtigt, dann kann es zu Taubheitsgefühlen, Kribbeln oder Versteifung von der Lendenwirbelsäule bis hinunter in die Beine und Füße kommen.

Die Kreuzschmerzen zeigen sich bei den Betroffenen, die in erster Linie Erwachsene sind, in einer sehr starken Ausprägung und strahlen in die Beine und Zehenspitzen aus, wenn durch die Erkrankung auch Nerven betroffen sind. Das Empfinden ist dann oftmals eingeschränkt, auch Anzeichen von Schwäche in den Beinen sind nicht selten. Genauen Aufschluss bringen Röntgenbilder und die Magnetresonanztomographie, sowie das Einspritzen von Kontrastmitteln, um die Schädigung sichtbar zu machen. Meistens ignorieren Patienten vorübergehende Schmerzen. Erst wenn sie so stark werden, dass sie bei Bewegung, Belastung oder auch in Ruhe auftreten und durch frei verkäufliche Schmerzmittel nicht in den Griff zu bekommen sind, wird schließlich ein Arzt aufgesucht.

Osteochondrose der Halswirbelsäule (zervikale Osteochondrose)

Die zervikale Osteochondrose gehört zu den weit verbreiteten Verschleißerkrankungen der Halswirbelsäule und tritt aufgrund ihrer anatomischen Merkmale etwas anders in Erscheinung als die Osteochondrose in anderen Bereichen der Wirbelsäule.

Die Bandscheiben im Halswirbelbereich sind durch die Kopfbewegung des Menschen permanent einer Belastung ausgesetzt, auch wenn diese sich in der Regel nicht durch so gravierende, schwere Lasten, wie sie beim Heben und Tragen auf die Bandscheiben der Lendenwirbel einwirken, zeigen. Der natürliche Alterungsprozess ist auch hier nicht zu verhindern, Fehlhaltungen und falsches Sitzen können den Verschleiß allerdings begünstigen. Gerade die so genannten Bürotätigkeiten sind oft mit starren Kopfhaltungen verbunden, auch eine ungünstige Ergonomie, z. B. durch die Bildschirmanordnung und einseitige Belastung, tragen zu einem Verschleiß der Bandscheiben der Halswirbelsäule bei. Bei mangelndem Ausgleich verhärten sich auch die entsprechenden Muskelpartien zunehmend.

Bei einem Verschleiß der Bandscheiben der Halswirbelsäule, bei dem die Bandscheiben an Flüssigkeit verlieren und die Höhe abnimmt, sind Nackenverspannungen, anhaltende Kopfschmerzen und eine ungewöhnliche Müdigkeit keine Seltenheit. In der Regel treten diese Beschwerden schrittweise in Erscheinung.

Je nachdem, ob Nerven des Rückenmarks betroffen sind, treten dumpfe Schmerzen auf, die es den Betroffenen unmöglich machen, in Ruhe zu schlafen oder sich wie gewohnt zu bewegen. Bei einigen Patienten strahlen die Schmerzen bis in die Schultern oder Arme aus, Taubheitsgefühle oder Kribbeln können sich einstellen. Desweiteren kann es zu Schmerzen im Schlüsselbein, einer geschwollenen Zunge oder einem steifen Nacken kommen. Nackenschmerzen verschlimmern sich durch Bewegung oder eine lang andauernde monotone Körperhaltung wie z. B. beim Fernsehen.

Eine zervikale Osteochondrose entwickelt sich nicht ausschließlich aufgrund von Verschleißerscheinungen, sondern mitunter auch als Spätfolge eines Bandscheibenvorfalls der Halswirbelsäule, wenngleich dies seltener geschieht als bei der Lendenwirbelsäule. Risse im Faserring, die durch den Verschleiß der Bandscheiben entstehen, können die Verlagerung des inneren Gallertkerns mit sich bringen. Der Kern verlagert sich in Richtung Risse und wölbt sich über den Ring. Reißt der Faserring komplett, und der Gallertkern gelangt hindurch, dann werden auch die Nervenkanäle des Rückenmarks in Mitleidenschaft gezogen.

Um die Belastung aufzufangen, können sich bei fehlendem Ausgleich knöcherne Anbauten an den Wirbelknochen entwickeln. Die Auswirkungen wie Reibung oder Nervenbeeinträchtigungen sind auch hier zu beobachten. Bandscheibenveränderungen wirken sich letztendlich immer auf die gesamte Wirbelsäule und die beteiligten Muskeln und Bänder aus.

Ist das natürliche Gleichgewicht gestört, dann funktionieren auch die einzelnen Elemente untereinander nicht mehr richtig. Die einst feste Verbindung durch Bänder und Muskeln wird instabil, was wiederum eine Verschiebung der Wirbel nach sich ziehen kann. In der neuen Position können sie sich aber mit anderen Wirbelkörpern reiben und somit Rückenschmerzen verursachen.

Viele Menschen spüren es schon, wenn ein Wirbel herausgesprungen oder verschoben ist. Meistens sind sie dann in ihrer Bewegung eingeschränkt. Der Physiotherapeut oder Orthopäde kann hier Abhilfe schaffen und die Wirbel wieder einrenken. Nach Überbelastung, bei falschen sportlichen Bewegungen, oder aber durch eine permanente Fehlhaltung des Kopfes, ist das keine Seltenheit. Denn gerade die Haltung des Kopfes spielt für die Halswirbelsäule eine entscheidende Rolle. Nicht der gestreckte Kopf entlastet die Wirbelsäule und die Bandscheiben, sondern der gebeugte Kopf. Auch die Liegeposition im Schlaf beeinflusst das Wohlbefinden und die Gesundheit der Halswirbelsäule.

Die Therapie der Halswirbelsäulen-Osteochondrose gestaltet sich naturgemäß schwieriger als die der unteren Wirbelsäule. Wenn eine Operation (noch) nicht in Frage kommt, dann wird mithilfe der Physiotherapie versucht, die Muskulatur zu lockern, um die Schmerzen zu lindern. Auch eine individuelle Schmerztherapie kann herangezogen werden. Eventuelle Reizungen der Nerven werden mit Spritzen behandelt.

Im fortgeschrittenen Stadium ist ein operativer Eingriff in Form einer Stabilisierung oder durch den Einsatz einer Bandscheibenprothese möglich.

Morbus Scheuermann
(*Osteochondritis deformans juvenilis dorsi*)

Bei Kindern und Jugendlichen zwischen 11 und 17 Jahren kann sich die so genannte *Osteochondritis deformans juvenilis dorsi*, besser als *Morbus Scheuermann* bekannt, entwickeln. Durch Wachstumsstörungen der Wirbelsäule, bei denen sich die Grund- und Deckenplatten nicht stabil genug ausbilden, besteht bei einer dauerhaften Belastung die Gefahr einer bleibenden Fehlhaltung. Gerade bei Schülern kann sich hier durch langes, gebeugtes Sitzen ein regelrechter Buckel, der auch *Schneider-Buckel* genannt wird, ausbilden. Auch ein Hohlkreuz bei Jugendlichen deutet auf diese Wachstumsstörung hin. Das Wachstum der Wirbel wird durch Überbelastung und die instabile Knochenmasse verändert. Zunächst beginnt die Erkrankung mit örtlich begrenzten Wachstumsstörungen, die sich auf die Deck- und Grundplatten beschränken. Im Laufe der Zeit kommt es zu einem keilförmigen Wachstum, indem das Wachstum im vorderen Wirbelkörperbereich zurückbleibt und in den anderen Bereichen normal voranschreitet. Je weiter die Erkrankung voranschreitet, umso mehr zeigt sich der Abstand der Wirbel zueinander, im Vergleich zu der gesunden Wirbelsäule, als deutlich verringert.

Ist der Wachstumsprozess abgeschlossen, entwickelt sich die Scheuermann-Krankheit nicht weiter, die Schäden, die bis dahin entstanden sind, bleiben jedoch dauerhaft bestehen. Das Risiko einer Osteochondrose der Wirbelsäule ist bei dieser Vorerkrankung groß.

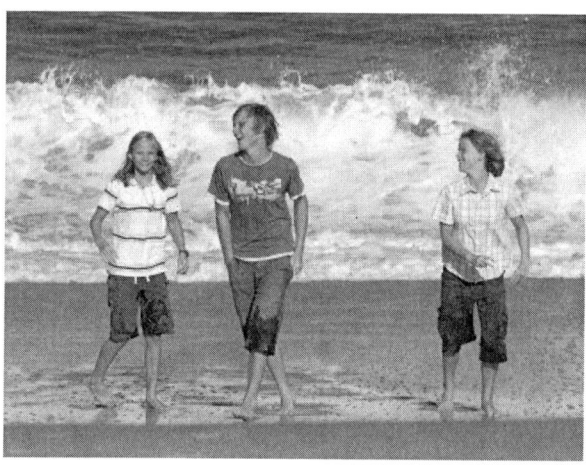

Die Osteochondrosis dissecans

Unter der *Osteochondrosis dissecans* versteht man, vereinfacht ausgedrückt, einen schleichenden Prozess eines knorpelnahen Knochensterbens, der vornehmlich das Kniegelenk (85 %) betrifft, aber auch beim oberen Sprunggelenk und dem Ellenbogengelenk auftritt. In der Regel erreicht die Größe des betroffenen Bereichs maximal die Fläche eines Fingernagels, nur in Einzelfällen ist der Schaden großflächiger. Da sich als Folgeerkrankung der *Osteochondrosis dissecans* mit zunehmendem Alter eine frühzeitige Arthrose entwickeln kann, zählt sie zu den **Präarthrosen**.

Diese Erkrankung ist besonders bei Kindern, Jugendlichen und jungen Erwachsenen zu beobachten, die körperlich sehr aktiv sind. Die Ursache ist bisweilen nicht eindeutig geklärt, in Frage kommen derzeit eine mangelnde oder gestörte Nährstoffversorgung des Knochens oder Störungen in der Knochengewebsbildung.

Im Verdacht steht aber auch, dass ein gestörter Bewegungsablauf beim Laufen einen auslösenden Faktor darstellt und zu einer kurzfristigen Rotation im Knie führt. Hier stehen insbesondere plötzliche Stoß- und Stoppbewegungen zur Diskussion, wie sie häufig beim Sport vorkommen.

Bei Kindern wird eine starke Aktivität vermutet, bei der es zu einer Überbelastung der sich im Wachstum befindlichen Knochen und damit zu einer Durchblutungsstörung im Knochen kommt. Wird der Knochen nicht mehr richtig durchblutet, dann zersetzt sich der Knochen nach und nach.

Aber auch eine unzureichende Entwicklung der Knochen kann die Folge sein, sodass dieser zunehmend instabil wird. Knochenknorpelmasse, die schon abgestorben ist, lockert sich.

Der Gelenkknorpel kann nur noch bis zu einem gewissen Grad mit Nährstoffen versorgt werden, bis sich Teile von ihm lösen und abbrechen. Neben dem eigentlichen Defekt, der nun am Gelenkknorpel entstanden ist; und wenn es durch Überbelastung zu Rissen in der Knorpeldecke kommt; bewegen sich die Fragmente hinaus in das Gelenk und schwimmen dort frei umher. Diese Erscheinung wird als *Gelenkmaus* bezeichnet. Die Gelenkmaus kann sich im Gelenk verkeilen und es blockieren oder sie führt zu leichten bis starken Schmerzen, wenn das Gelenk bewegt wird, aber die Schmerzen können auch in Ruhepositionen auftreten. Diese Veränderung wird als *Osteochondrosis dissecans* bezeichnet.

Verkeilen sich die abgelösten Teilchen in anderen Gelenkflächen, dann werden diese Gelenkknorpel langfristig ebenfalls durch eine permanente Reibung geschädigt.

Der Betroffene kann solche Gelenkfragmente manchmal selbst spüren, denn sie blockieren das Gelenk regelrecht, wenn sie genau in den Gelenkspalt geraten. Auch der andere Fall ist nicht selten. Freie Gelenkablösungen haben sich in einer Gelenkfalte oder Tasche abgesetzt und zunächst noch keine Schmerzen oder andere Beschwerden ausgelöst. So bleiben sie mitunter sehr lange unentdeckt und werden erst durch ein Röntgenbild erkannt. In der frühen Phase der Erkrankung sind es meistens Zufallsbefunde, die im Rahmen einer Routineuntersuchung auffallen.

Aufmerksam wird man in der Regel auf die Osteochondrose erst dann, wenn Schmerzen oder Gelenkschwellungen auftreten. Auch wenn das Gelenk nicht richtig bewegt werden kann oder gar eine Blockierung (Gelenksperre) aufgrund der abgelösten Fragmente in Erscheinung tritt, ist die Erkrankung nicht mehr zu übersehen und gibt Anlass, einen Arzt aufzusuchen. Bei Kindern besteht die große Gefahr, dass die zunächst meist diffus auftretenden Schmerzen fehlinterpretiert werden und als Wachstumsschmerzen oder eine Verletzungsfolge gedeutet werden.

Ein erfahrener und gewissenhaft arbeitender Arzt wird allerdings anhand der Druckempfindlichkeit, der geschwollenen Bereiche und durch das eventuelle Ertasten der abgelösten Knochen-Knorpel-Teilchen eine Verdachtsdiagnose stellen. Um die Diagnose zu sichern, wird ein Röntgenbild angefertigt, um die eventuell abgestorbenen Knochenfragmente unterhalb der Gelenkoberfläche identifizieren zu können. Doch das genaue Ausmaß, welchen Schaden das Gelenk bereits genommen hat, kann nur durch eine anschließende Kernspintomographie festgestellt werden.

Vom Ausmaß der Gelenkverletzung, aber auch vom Alter und der Wachstumsphase des Patienten ist die jeweilige Behandlungsmaßnahme abhängig. Bei ungefähr der Hälfte aller Krankheitsfälle heilt die Erkrankung ohne eine Operation aus, indem konservative Behandlungsmethoden genutzt werden. Eine Ruhigstellung über einen längeren Zeitraum wird bei Kindern und Jugendlichen in der Wachstumsphase, bei denen sich der Defekt noch im frühen Stadium befindet, bevorzugt. Das Gelenk darf nicht belastet werden, Sport ist in dieser Heilungsphase nicht möglich. Der Patient erhält meistens Gehstützen, um das Kniegelenk absolut zu schonen. Komplette Ruhigstellungen durch Gipsverband kommen heutzutage allerdings nicht mehr zum Einsatz.

Erst wenn diese Maßnahmen nicht helfen, sich die Beschwerden verstärken oder die Osteochondrose bereits stark fortgeschritten ist, wird eine Gelenkspiegelung, die Arthroskopie, herangezogen. Sie bietet nicht nur die genaueste Untersuchungsmöglichkeit, indem sie im Gegensatz zur Kernspintomographie die Beurteilung des Gelenkknorpels zulässt, sondern in der gleichen Sitzung kann direkt ein operativer Therapieeingriff erfolgen.

Eine Option besteht in dem Anbohren des betroffenen Knorpel-Knochen-Bereichs. Dies kommt in Betracht, wenn der Knorpel noch intakt ist und durch das Anbohren eine Beschleunigung des Heilungsprozesses in Aussicht gestellt werden kann. Das gelöste Knorpel-Knochen-Teilchen kann mitunter auch wieder angeheftet werden, ansonsten ist die Entfernung die beste Lösung.

Um den entstandenen Defekt durch die Ablösung in der Gelenkoberfläche zu verschließen, kann durch die Arthroskopie auch eine Transplantation mit körpereigenem Knorpel-Knochengewebe oder gezüchteten Knorpelzellen erfolgen, nachdem das zerstörte Gewebe entfernt wurde. Diese besondere

Operation am Kniegelenk wird meistens nur in darauf spezialisierten Kliniken durchgeführt. Hier handelt es sich in der Regel um Unikliniken oder Forschungszentren, die sich auch mit der komplexen Zellbiologie auseinandersetzen.

Im Anschluss an alle operativen Maßnahmen kommt der intensiven Physiotherapie eine wichtige Bedeutung zu. Ziel der Therapie ist es, dass der Patient das Kniegelenk durch gezielte Übungen, nach und nach, aber in zunehmendem Maße, wieder belasten kann. Hierfür ist es erforderlich, die Muskulatur um das Gelenk herum aufzubauen und zu kräftigen.

Osteochondrose bei Tieren

Auch bei Tieren, insbesondere bei großen Hunden, Pferden, Rindern, Geflügel und Mastschweinen, kann eine Osteochondrose auftreten. Sie zeigt sich fast identisch mit der Osteochondrose dissecans beim Menschen und wird beim Pferd auch so bezeichnet. Die Osteochondrose entsteht hauptsächlich bei heranwachsenden Tieren aufgrund von Entwicklungsstörungen des Knorpelwachstums in Gelenken.

Knochen entstehen aus Knorpel. Im Inneren des Knochens befindet sich während der Wachstumsphase zunächst eine sehr weiche Knorpelschicht, die für das Längen- und Querwachstum des Knochens verantwortlich ist. Diese Schicht enthält keine Blutgefäße. Verkalkt nun der Knorpel durch Ablagerungen oder aus anderen, entwicklungsbedingten Störungen, dann bleibt der Knorpel unterversorgt, und der Knochen kann nicht richtig ausgebildet werden. Das kann so weit gehen, dass die Knorpelzellen am Übergang zum Knochen absterben. Als Folge können Risse im Knorpel auftreten.

Durch die Instabilität sind Risse in der Knochenmasse, gerade bei Belastung oder bei schneller Bewegung keine Seltenheit. Durch diese Risse können kleine Knorpelfragmente austreten und sich frei im Gelenk bewegen, was dann zu Schmerzen beim Tier führt. Man spricht hier auch von der Gelenkmaus. Das frei schwimmende Fragment kann sich durch Bewegung im Gelenk einklemmen, was dem Tier Schmerzen verursacht.

Je frühzeitiger die Diagnose gestellt wird, umso besser stehen die Chancen, Folgeerkrankungen der Osteochondose zu vermeiden. Bei einem Verdacht auf Osteochondrose erfolgt eine Untersuchung anhand von Röntgenaufnahmen oder anderen bildgebenden Diagnoseverfahren.

Hunde

Hunde, die besonders schnell wachsen, zeigen eher eine Problematik im Knochenwachstum, sodass von der Osteochondrose dissecans meistens junge Hunde betroffen sind, die sich im Wachstum befinden und zwischen 5 und 10

Monaten alt sind. Der Anteil der männlichen Hunde überwiegt bei den Krankheitsfällen und liegt bei einem Verhältnis von 3:1.

Die Krankheit zeigt sich besonders an den Schultergelenken, aber auch die Ellbogen-, Knie- und Sprunggelenken können betroffen sein. Kleinwüchsige Hunde erkranken seltener an der Osteochondrose als große Hunde. Hier sind insbesondere Rassen wie Golden Retriever, Dalmatiner, Schäferhund, Berner Sennenhund, Boxer und Deutsche Dogge zu nennen, die vorwiegend an einer Osteochondrose im Schultergelenk erkranken. Dennoch sind auch kleinere Rassen nicht davor gefeit, eine Osteochondrose zu bekommen. So ist eine Osteochondrose dissecans unter anderem auch bekannt beim Scotthish Terrier, Beagle, Cocker Spaniel, Zwergpudel und Border Collie.

Als Ursachen für Entwicklungsstörungen im Knochenwachstum werden Überbelastung, genetische Faktoren, Durchblutungsstörungen und eine zu hohe Kalorienzufuhr angenommen. Auch Bewegungsmangel und Übergewicht tragen zum Risiko der Osteochondrose bei. Im späteren Leben ist die Osteochondrose insbesondere bei mittelgroßen und sehr großen Hunden als Folge einer Arthrose anzutreffen.

Nicht immer zeigen sich deutliche Symptome bei der Osteochondrose, doch sehr häufig sind es Auffälligkeiten wie ein ungewöhnliches Gangverhalten, eine merkwürdige Steifheit und eine allmählich oder plötzlich eintretende Lähmung. Zunächst fällt die Lähmung bei den meisten Hunden nur in einem Schenkel auf, obwohl bei 50 % der erkrankten Tiere beide Schenkel betroffen sind. Die Lähmung kann durch Ruhestellung verbessert werden, während Bewegung zu einer Verschlechterung führt. Auch eine ungewöhnliche Körperhaltung kann auf die Erkrankung hinweisen. Diese kann sich z. B. darin äußern, dass der Hund das Bein weg vom Körper hält.

Jedes dieser Symptome sollte sehr ernst genommen und vom Tierarzt überprüft werden, um eine Früherkennung und rechtzeitige Behandlung der Erkrankung zu ermöglichen. Für die Behandlung der Osteochondrose beim Hund stehen heutzutage verschiedene Möglichkeiten zur Verfügung. Oberstes Ziel ist immer die Reduzierung der Schmerzen, gefolgt von der Wiederherstellung der Beweglichkeit.

Welche Behandlung in Betracht kommt, hängt von dem Alter des Hundes ab, aber auch von dem Umfang des Krankheitsbildes und den finanziellen Aspekten. In Frage kommt grundsätzlich eine Kombination aus Schmerzmitteln mit Antirheumatika und Analgetika, sowie Bewegungsübungen und gegebenenfalls eine Gewichtsreduktion.

In Einzelfällen kann auch eine Operation notwendig sein. Ziel ist es hierbei, lose Teilchen der Knorpel aus dem Gelenk zu entfernen. Erfolgversprechend sind nach derzeitigem Kenntnisstand eher Operationen bei Osteochondrose der Vorderbeine als der Hinterbeine.

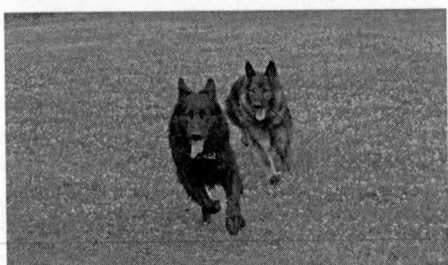

Reduzierung des Erkrankungsrisikos bei Hunden

Die Bewegung darf nicht zur Überbelastung führen, sondern soll dem Alter des Tieres und seiner Konstitution entsprechen, damit das Risiko, an einer Osteochondrose zu erkranken, minimiert wird.

Bei der Ernährung ist auf das richtige Maß zu achten, damit die Tiere nicht zu schnell wachsen und übermäßig Gewicht zunehmen, was wiederum das Risiko für die Osteochondrose erhöht.

So ist eine zu protein- und kalorienreiche Ernährungsweise zu vermeiden. Da auch Mineralstoffpräparate die Entstehung einer Osteochondrose beim heranwachsenden Hund begünstigen können, sollte hierauf ebenfalls verzichtet werden.

Das Zusammenspiel von Muskeln und Knochen ist von großer Bedeutung, nur eine gut ausgebildete Muskelmasse garantiert auch die Stabilität des Knochenskeletts. Damit die Entstehung einer Osteochondrose jedoch verhindert wird, muss darauf geachtet werden, dass bei heranwachsenden Hunden keine zu große körperliche Belastung erfolgt. Mehrere kurze körperliche Aktivitäten wie Gassigehen auf weichen Böden und Wiesen sind schonender als ein langer Spaziergang. Springen, Treppensteigen und rutschige Böden sollte man bei jungen Hunden vermeiden.

Pferde

Die Osteochondrose beginnt meistens im Fohlenalter und zählt zu den am häufigsten auftretenden wachstumbedingten Erkrankungen bei Pferden.

Beim Pferd zeigt sich der Verlauf sehr ähnlich wie bei Hunden. Auch hier liegt eine zunehmende Verknöcherung in der Wachstumsphase vor, die zu einer Ablösung von Knochen-Knorpelmasse führt. Die gelösten Fragmente werden als Chips bezeichnet. Bewegen sich diese Fragmente frei im Gelenk, können sie zu diversen Schäden führen, häufig sind dies Entzündungen der Gelenke.

Wie beim Hund auch, kommt eine genetische Veranlagung als Ursache in Betracht, aber auch Ernährung und Bewegung im Fohlenalter können entscheidende Auslöser für eine Osteochondrose bei Pferden sein. Demzufolge wird empfohlen, durch eine gemäßigte altersgerechte Bewegung und eine Kräftigung der Gelenke eine Verknöcherung zu verhindern. Darüber hinaus ist auf eine ausgewogene Fütterung zu achten, die weder eine Unter-, noch eine Überversorgung mit Kalorien und Mineralstoffen beinhaltet.

Schweine

Genauso wie bei Hunden und Pferden sind bei der Osteochondrose der Schweine die Gelenke betroffen. Die Ursache der Erkrankung besteht ebenfalls in einem gestörten Knorpelwachstum.
Die Osteochondrose beim Schwein tritt besonders bei schnellwüchsigen Tieren auf. Und da in der Schweinezucht gerade ein schnelles Wachstum erwünscht ist, stellt diese Tatsache die Züchter vor ein großes Problem.

Komplikationen

Die Osteochondrose kann auch bei Tieren zu einigen Komplikationen führen. Hauptsächlich ist hier der Muskelschwund zu nennen, der sich im Bereich des betroffenen Gelenks entwickelt. Darüber hinaus können auch eine Gelenkinstabilität und Arthrose auftreten.
Unbehandelt entwickelt sich die Osteochondrose stetig weiter und führt schließlich zu Lähmungen und starken Schmerzen.

Entwicklung der Osteochondrose der Wirbelsäule

Die Osteochondrose, als degenerative Veränderung der Bandscheiben mit den Auswirkungen auf die Wirbelknochen und den Nervenkanal, ist ein schleichender Prozess, der sich in unterschiedlichen Stadien entwickelt. Es kommt durchaus auch vor, dass ein Mensch an der Osteochondrose erkrankt ist, ohne es überhaupt zu wissen, denn nicht immer muss sich die Entwicklung mit Schmerzen zeigen.

Beim „gesunden" Menschen ohne Vorerkrankung zeigt sich der natürliche, altersbedingte Verschleiß der Bandscheiben ab dem 20. oder 30. Lebensjahr. Die Bandscheiben verlieren an Höhe und Elastizität. Entsteht eine Überlastung gleich welcher Art, dann können sich die Bandscheiben nicht mehr regenerieren und auffüllen. Sie verbleiben im zusammengepressten Zustand, und die Flüssigkeitsmenge reduziert sich mehr und mehr. Fehlen der Druckausgleich und eine erneute Aufnahme von Nährstoffen und Wasser, dann reduziert sich auch die Pufferfunktion.

Irgendwann kommt diese Funktion fast vollständig zum Erliegen, und der Druck weitet sich auf die Wirbelknochen aus. Da diese aber nicht für die Pufferfunktion vorgesehen sind, reagieren sie mit einem besonderen Abwehrmechanismus: Sie bauen selbst knöcherne Ausziehungen an, um die Fläche zu erweitern, die den Druck abfangen soll. Dieser Prozess der Osteochondrose zieht sich über einen längeren Zeitraum hinweg und wird durch Überbelastung und Vorerkrankungen, wie Skoliose oder Bandscheibenvorfälle, beschleunigt.

Der Selbstschutzmechanismus der Wirbel durch den Anbau von knöchernen Auswüchsen führt zu weiteren und verschiedenartigen Komplikationen. Entzündungen an den Grund- und Deckenplatten der Wirbel, die auch durch die Reibung mit anderen Wirbeln entstehen, sind hier zu beobachten.

Durch diese Veränderungen und körpereigenen Aktivitäten verringert sich im weiteren Stadium der Krankheit auch die Stabilität des Stützapparates zunehmend. Muskeln und Bänder sind auf diese neue Situation nicht eingestellt, und auch ihre Funktionalität kann sich einschränken. Muskeln werden abgebaut, da sie nicht mehr wie vorher alle Bewegungen ausführen können. Der Patient leidet in diesem Stadium des Wachstums und der Knochenschwellung besonders durch die Reibung der Wirbel aneinander und verspürt dadurch Schmerzen unterschiedlicher Stärke. Die Beweglichkeit wird mehr und mehr eingeschränkt und kann zur vollkommenen Steifigkeit der betroffenen Region führen. In diesem Stadium werden vom Patienten allerdings keine Schmerzen mehr empfunden.

Im weiteren Verlauf können sich die Bandscheiben durch den gelockerten Muskel- und Bandapparat und die Knochenanbauten verschieben, was dann zu Deformationen an der Wirbelsäule führen kann. Diese zeigen sich mit entsprechenden Biegungen nach vorne oder hinten. Auch die Stabilität der Wirbel ist nicht mehr gegeben. Wenn sie aus ihrer ursprünglichen Position herausrutschen, spricht man von Wirbelgleiten. Dieser Vorgang verursacht beim

Betroffenen starke Schmerzen. Wirbel, die frei im Bewegungsapparat herumschwirren, reiben sich an anderen Wirbeln und auch an den Gelenkflächen. Dies führt dann ebenfalls zu einem Verschleiß. Die Spirale des Unheils zieht somit immer weitere Kreise.

Besonders problematisch wird es schließlich, wenn sich aufgrund der Veränderungen und der weiteren Überbelastung, Risse im Faserring der Bandscheiben bilden, sich der innere Gallertkern bewegt und dieser in die Risse hineindrückt.

Die Verwölbungen, die zu beiden Seiten entstehen können, verengen den Spinalkanal, durch den das Rückenmark mit den Nerven verläuft. Reißt der Faserring, infolgedessen der Gallertkern heraustritt, dann drückt austretende Gallertmasse ebenfalls auf die Nerven (Bandscheibenvorfall).

In beiden Fällen werden Nerven eingeklemmt und können ihre wichtigen Funktionen der Signalweiterleitung nicht mehr erfüllen. Für den Patienten bedeutet das z. B. Taubheit, Kribbeln, Schwäche oder Lähmungen in Armen, Händen, Fingern, Beinen, Zehen. Auch wichtige Darm- und Blasenfunktionen können eingeschränkt werden. Eine Verengung des Nervenkanals kann auch durch die Wachstumsveränderungen und Verlagerungen der Wirbel zustande kommen und hat ebenfalls die gleichen, negativen Auswirkungen auf die empfindlichen Nerven.

Die Einengung und das Einklemmen der Nerven und Nervenbahnen des Spinalkanals sind bei einer weit fortgeschrittenen Osteochondrose zu beobachten und erfordern mitunter die aufwendigsten Behandlungsmaßnahmen, wie z. B. eine Operation.

Symptome – wie äußert sich die Osteochondrose?

Die Symptome der Osteochondrose sind sehr unterschiedlich und in erster Linie davon abhängig, welche Form der Osteochondrose vorliegt und welcher Bereich der Wirbelsäule betroffen ist. Auch wenn einige auftretenden Symptome in Verbindung mit anderen Erkrankungen auftreten können, gibt es dennoch einige Beschwerden, die als Leitsymptome der jeweiligen Osteochondrose-Form zu sehen sind.

Osteochondrose der Lendenwirbelsäule

Bei der Osteochondrose der Lendenwirbelsäule treten während des Krankheitsverlaufs mehrere Symptome gleichzeitig oder nacheinander auf. Sie stehen nicht explizit für die Osteochondrose, sondern können auch durch andere Krankheiten ausgelöst werden.

Bei der Osteochondrose der Lendenwirbelsäule sind hauptsächlich hartnäckige Rückenschmerzen zu nennen, die sich in jeglicher Körperposition zeigen, sei es im Sitzen, Stehen, Gehen oder Liegen. Sie hängen davon ab, wie stark die Beeinträchtigung der Wirbelsäule vorangeschritten ist. Häufig äußern sich die Rückenschmerzen auch bei falschen Bewegungen, Belastungssituationen und Müdigkeit. Nicht selten zeigen sie sich als plötzlich einschießende Schmerzen. Bei einigen Patienten treten sie nicht nur lokal auf, sondern strahlen auch in weiter entfernt liegende Körperregionen aus, wie z. B. in die Beine, Zehen oder Fingerspitzen.

Je weiter die Osteochondrose fortschreitet, umso mehr äußert sich das Krankheitsbild durch eine zunehmende Versteifung der Wirbelsäule. Bemerkbar macht sich das durch eine eingeschränkte Beweglichkeit.
Entscheidend für das Beschwerdebild ist auch, ob es zu einer Einengung des Nervenkanals im Rücken kommt und hierdurch Nervenzellen beeinflusst werden. Die Beeinträchtigung der Nerven hat einen wesentlichen Einfluss auf die Bewegung des Menschen. Werden Nerven unterversorgt, oder sind sie durch die Auswirkungen der Osteochondrose eingeklemmt, dann entstehen Taubheits- und Lähmungserscheinungen in den betroffenen Abschnitten, wie Händen, Fingern, Beinen, Zehen, Nacken. Die Bewegung kann dann sehr stark oder vollständig beeinträchtigt werden.
Wenn sich die Muskulatur in dem betroffenen Wirbelbereich verspannt, kann es zu einer plötzlichen Nackensteife kommen. Auch Kopfschmerzen können die Folge sein.

Im späteren Verlauf und mit abnehmender Bandscheibenhöhe entwickelt sich zunehmend eine Fehlstellung der Wirbelsäule, die zu einer fortlaufenden Belastung der vorderen Wirbelabschnitte führt. Hieraus resultierend schreitet die Krankheit in einem immer schnelleren Tempo voran.

Osteochondrose der Halswirbelsäule

Wenn die Osteochondrose die Halswirbelsäule betrifft, kann auch dies zu sehr schmerzhaften und unangenehmen Beschwerden führen. Da bei dieser Osteochondrose-Form oftmals als Folge der knöchernen Abstützung der Wirbel eine Einengung der Nerveneintrittsöffnungen entsteht, kommt es zu einer unvermeidbaren Schmerzentwicklung.
Die aufgrund der Nervenreizung entstehenden und von der Halswirbelsäule ausgehenden Schmerzen können bis in die Schultern, Arme und sogar Fingerspitzen ausstrahlen. Typische Zeichen sind auch ein steifer Nacken, Kopfschmerzen und Bewegungseinschränkungen. Auch eine Beeinträchtigung der jeweiligen Nervenfunktionen und Verspannungen im Nackenbereich sind typisch für eine Osteochondrose der Halswirbelsäule.

Fehlstellungen der Halswirbelsäule treten weniger auf, vielmehr kann eine Nervenblockierung zu einem Schiefhals führen.

Osteochondrose der Brustwirbelsäule

Bei der Osteochondrose des Brustwirbels treten bei den meisten Patienten erst im späteren Krankheitsverlauf Beschwerden auf, sodass diese Osteochondrose-Form häufig erst zu einem späten Zeitpunkt diagnostiziert wird. Die dann in Erscheinung tretenden Schmerzen sind häufig bewegungsabhängig, sie können aber auch im Ruhezustand auftreten.

Morbus Scheuermann

Bei Kindern und Jugendlichen kommt es in der Regel noch nicht zu schmerzhaften Beschwerden. Allerdings entwickeln sich im Laufe der Zeit als Folge der deformierten Wirbelkörper und Bandscheiben Veränderungen der Wirbelsäule. Diese Wirbelfehlstellung äußert sich durch eine Buckelbildung der Brustwirbelsäule, die als typisches Zeichen des Morbus Scheuermann gilt. Meistens ist es die auffällige Körperhaltung, die Eltern von an Morbus Scheuermann erkrankten Kindern dazu veranlassen, einen Arzt aufzusuchen.

Osteochondrose dissecans

Die Osteochondrose dissecans bleibt bei vielen Patienten lange Zeit unerkannt, weil sie in der Frühphase in der Regel noch keine Beschwerden macht. Erst wenn sich die Erkrankung zumeist im fortgeschrittenen Stadium durch Schmerzen oder Gelenkschwellungen äußert, wird man auf sie aufmerksam. Auch wenn das Gelenk nicht richtig bewegt werden kann oder eine Gelenksperre bemerkt wird, sind dies deutliche Hinweise auf die Osteochondrose dissecans. Schmerzen treten in Ruhepositionen, aber auch bei Bewegung auf. Bei Kindern äußern sich die Schmerzen häufig diffus und können nicht eindeutig zugeordnet werden. Dies birgt das Risiko, dass sie als Wachstumsschmerzen oder als Folge einer Verletzung fehlgedeutet werden.

Rückenschmerzen als häufiger Begleiter der Osteochondrose

Das mit Abstand quälendste und am meisten behandelte Symptom bei der Osteochondrose der Wirbelsäule ist der Schmerz. Der Begriff Schmerz lässt sich auf das Altgriechische *smerdnos* und *smerdaléos* zurückführen. Dort bedeutet es *schrecklich*, *grässlich* oder *furchtbar*. Das ist sehr passend, denn Schmerzen sind für den betroffenen Menschen in der Tat schrecklich. Doch nicht nur der Schmerz an sich kann die Lebensqualität bedeutend beeinträchtigen, sondern auch die damit einhergehende Angst ist für die meisten Menschen ein Schrecken.

Dabei fängt die Erkrankung zunächst ganz harmlos an. Da sind diffuse Schmerzen, meistens im Rücken, die anfangs nur nach Sport oder körperlicher Arbeit auftreten. Doch genauso schnell wie sie gekommen sind, verschwinden sie auch wieder. Bis zum nächsten Mal. Und das kommt ganz gewiss. Die Osteochondrose ist da sehr zuverlässig und macht immer wieder mit regelmäßigen Schmerzen auf sich aufmerksam. Oft sind die Schmerzen die einzigen Anzeigen der Osteochondrose, aber sie werden zu Beginn meistens nicht als Krankheitssymptome wahrgenommen. Erst wenn sie mit der Zeit immer hartnäckiger werden und aus dem „gelegentlich" irgendwann ein „ständig" wird, ahnt man, dass es sich hier nicht mehr um vermeintlich harmlose Rückenbeschwerden handelt.

Dies ist auch der Fall, wenn die Intensität der Schmerzen zunimmt. Denn je weiter die Krankheit fortschreitet, umso sicherer kann man sein, dass die Schmerzen unangenehmer und stärker werden. Und das Schlimmste daran ist, dass sie fast gar nicht mehr aufhören. Sie sind ständig da, egal, was man auch macht - ob man sitzt, liegt, steht oder geht. Alles was man unternimmt, um diese hartnäckigen Schmerzen wieder loszuwerden, hilft nicht.

Sobald man morgens aufsteht, sind die Schmerzen schon wieder da. Und das in einer so gewaltigen Heftigkeit, dass schon das Zähneputzen und Ankleiden zu einer großen Herausforderung wird.

Und selbst die eigentlich ruhigen Momente des Lebens werden zu einer alltäglichen Herausforderung. Man sitzt zu Tisch und will eigentlich in aller Ruhe sein Essen genießen. Man hat sich so auf einen ruhigen Abend mit der Familie gefreut, will sich in gemütlicher Runde unterhalten, und kaum hat man die Vorspeise genossen, schießen die blitzartigen Schmerzen wieder mitten ins Kreuz. Man fühlt sich schnell zurückgeholt in die gemeine Wirklichkeit. Dabei hätte alles so schön sein können an diesem Abend. Doch die gute Laune ist dahin, dafür sind jetzt die Schmerzen da. Ein wahrhaft schlechter Tausch, den man da gemacht hat.

Aus Erfahrung weiß man längst, dass es auch nicht hilft, nun aufzustehen, sich mal „gerade zu machen" oder eine Weile Spazieren zu gehen. Es macht auch keinen Sinn, sich aufs Sofa zu legen oder Gymnastik zu machen. Der Schmerz lässt sich nicht vertreiben oder zumindest zurückdrängen. Ganz im Gegenteil, denn er strahlt längst bis in die Zehen oder Fingerspitzen aus. Und als würde all das nicht ausreichen, gesellen sich nun auch noch Kopfschmerzen hinzu. Den Muskelverspannungen „sei Dank".

Das Leben mit Osteochondrose kann tatsächlich sehr unbarmherzig sein, insbesondere was die Schmerzen angeht. Sie sind oft so gewaltig, dass man sie nicht mehr auszuhalten glaubt. Doch das Schlimmste ist, dass sie irgendwann den Anschein erwecken, als würden sie gar nicht mehr entweichen. Ja, die Schmerzen werden zunehmend zum täglichen Begleiter. Sie gehören irgendwann zum Alltag. Dazu gehören aber auch die vielen Versuche, die man immer wieder unternimmt, um sich von diesem Schmerzkorsett endlich zu befreien. Es gibt viele Strategien, die eine Linderung der Schmerzen in Aussicht stellen, aber viele von ihnen erweisen sich am Ende dann doch leider als leere Versprechen. Zumindest haben sie bei einem selbst nichts bewirkt, sondern anscheinend nur „den anderen" geholfen. Je länger die Osteochondrose andauert und mit ihr die Schmerzen, umso größer wird der Wunsch, endlich erlöst zu werden.

Es ist keine Frage – viele Betroffene einer Osteochondrose leiden Qualen und begeben sich in ihrer Not nicht selten in die Abhängigkeit diverser Schmerzmittel. Offenkundig kann dies keine dauerhafte Lösung sein, kurzfristig ist die Medikamentenverabreichung bei akuten Schmerzphasen jedoch vorrangig und hat immer das Behandlungsziel, die Schmerzspirale zu durchbrechen.

Diagnose der Osteochondrose der Wirbelsäule

Eine große Herausforderung bei zahlreichen Krankheitsbildern ist für viele Ärzte immer wieder die Diagnose, auch bei der Osteochondrose ist das nicht anders. Das Wort *Diagnose* kommt aus dem Griechischen und bedeutet so viel wie *erforschen, erkennen* und *entscheiden*, um eine Meinung zu bilden. Jeder Mensch ist anders, und so muss sich ein Arzt immer wieder auf neue Situationen einstellen und sozusagen auf Entdeckungsreise gehen. Somit ist er stetig auf der Suche nach Antworten, warum dies oder jenes in einem Körper passiert, welcher Schaden auftreten und ob bzw. wie dieser zu beheben ist.

Die Osteochondrose ist für viele Menschen ein Krankheitsbild, von dem sie zuvor noch nie etwas gehört haben. In der Regel sind es die starken Rückenschmerzen, die die Patienten bei einer Osteochondrose dazu veranlassen, einen Arzt aufzusuchen. Da Rückenschmerzen heutzutage alltäglich sind und auf viele Menschen zumindest am Anfang noch nicht besorgniserregend wirken, gehen sie meistens erst dann zum Arzt, wenn sie die Schmerzen nicht mehr aushalten und die freiverkäuflichen Schmerzmittel keine Wirkung mehr zeigen.

Die Ursachen von Rückenschmerzen sind sehr vielschichtig, weil die Wirbelsäule auf verschiedene Störungen mit gleichen Symptomen reagiert. Diese genau zu analysieren und richtig einzuordnen, ist für den Arzt eine große Herausforderung, und so ist es leider keine Seltenheit, dass er trotz umfangreicher Untersuchungen keine eindeutige Ursache für die Rückenschmerzen findet. Erst eine exakte Analyse des Beschwerdebildes und ein äußerst umfangreiches Untersuchungsschema ermöglicht schließlich eine zuverlässige Diagnose einer Osteochondrose der Wirbelsäule.

Eine Diagnose wird immer in mehreren Schritten erfolgen, die aufeinander aufbauen. Dabei ist der Untersuchungsmarathon bei der Osteochondrose meistens stark apparategestützt und basiert in der Regel immer auf mehreren Testverfahren. Einen Labortest, anhand dessen die Erkrankung eindeutig festgestellt werden kann, gibt es bislang nicht.

Die erste Anlaufstelle stellt dabei der Hausarzt dar, der zunächst eine gründliche, allgemeine Untersuchung durchführen wird und die Krankengeschichte des Patienten genau analysiert. Liegen hier schon Probleme mit den Bandscheiben oder anderen orthopädischen Rückenerkrankungen vor, wird der Hausarzt den Patienten in der Regel an den Facharzt weiterleiten.

Anamnese

Rückenschmerzen haben zahlreiche verschiedene Ursachen, sodass am Anfang einer jeden Diagnose zunächst eine umfassende Erhebung der Krankengeschichte (Anamnese) steht. Ziel der Anamnese ist es, die Ursache der Rückenschmerzen anhand von gezielten Fragen möglichst einzugrenzen und erste wichtige Hinweise für die Diagnose zu erhalten.

Erst im Anschluss an die Anamnese wird der Arzt weitere diagnostische Maßnahmen ergreifen, die sich auch an den Angaben des Patienten und seiner Krankengeschichte orientieren. Bei der Anamnese hinterfragt der Arzt die komplette Krankengeschichte einschließlich Vorerkrankungen, Unfällen, Operationen und regelmäßigen Medikamenteneinnahmen.

Insbesondere gilt die Aufmerksamkeit möglichen Verletzungen der Wirbelsäule und des Schädels. Von großer Bedeutung sind auch Bewegungsstörungen und Veränderungen des Skeletts. Bei den akuten Beschwerden interessiert den Arzt, wie sich die Schmerzen genau äußern, ob sie in die Arme oder Beine ausstrahlen und inwieweit sie durch Bewegung, Ruhe oder andere Faktoren verstärkt oder gelindert werden können.

Er wird auch die Frage stellen, ob beim Husten und Niesen Schmerzen auftreten. Insbesondere die exakte Beschreibung des Schmerzes bezüglich der Lokalisation, Intensivität, Ausstrahlung in benachbarte Körperbereiche und der Dauer hilft dem Arzt, die Ursache der Rückenschmerzen genauer einzugrenzen. Ergänzend wird er auch hinterfragen, ob Kribbeln oder Taubheitsgefühle in den Beinen, ein Gefühl von Schwere und Müdigkeit vorhanden sind.

Auch die Lebensumstände und der Alltag liefern wichtige Hinweise für die Krankengeschichte. Hier sind Aspekte zu hinterfragen, ob starke körperliche Belastungen vorhanden sind, in welchem Umfang Sport betrieben wird, wie der Arbeitsalltag aussieht und sich die Gesamtsituation der Familie darstellt. Darüber hinaus wird den Arzt das Vorhandensein von familiär gehäuft vorkommenden Erkrankungen interessieren. Hier liegt das besondere Augenmerk darauf, ob bei Familienangehörigen bereits Wirbelsäulenerkrankungen aufgetreten sind.

Auch wenn man die eine oder andere Frage vielleicht nicht so gerne beantworten möchte, oder diese als sehr unwichtig ansieht, so ist es dennoch notwendig, dem Arzt so viele Informationen wie möglich zu geben, weil er hierdurch grundlegende Orientierungshilfen für seine weitere Vorgehensweise erhält.

Körperliche Untersuchung

Im Anschluss an die Anamnese folgt in der Regel eine körperliche Untersuchung, bei der sich der Arzt den Rücken genau ansieht. Von Interesse sind hierbei nicht nur mögliche Schwellungen und eventuelle Bewegungseinschränkungen, sondern insbesondere auch Muskelverhärtungen, die im Rahmen der Osteochondrose auftreten können und als *Muskelhartspann* bezeichnet werden.

Bei der Betrachtung des Rückens wird unter anderem überprüft, ob das Becken gerade steht, die Taille symmetrisch ist und sich die beiden Schulterblätter in gleicher Höhe befinden.

Durch gezieltes Klopfen oder Drücken auf die Wirbelsäule stellt der Arzt fest, ob hierdurch Schmerzen auftreten. Ergänzend werden Reflexe getestet und die Rückenmuskeln überprüft.

Berücksichtigt werden sollte auch die Tatsache, dass durch die Erkrankung ein Nerv in Mitleidenschaft gezogen werden kann, was veränderte Aktivitäten der Muskeln mit sich bringt. Aus diesem Grund führt der Arzt bei einem Verdacht auf eine Nervenschädigung mithilfe einer Nadel eine Messung der elektrischen Aktivität der Muskeln und Nerven durch.

Auch durch einen einfachen Streicheltest, bei dem der Arzt mit der flachen Hand über die Arme und Beine streicht, können Rückschlüsse darauf gezogen werden, inwieweit Nerven beeinträchtigt wurden. Hierfür ist es erforderlich, dass dem Arzt mitgeteilt wird, ob man während des Streicheltests ein Kribbeln, Schmerzempfindlichkeiten oder andere Mißempfindungen feststellt. Dieses Testverfahren kann auch durch leichtes Kratzen oder eine Nadel durchgeführt werden.

Darüber hinaus erfolgt auch eine Überprüfung der Beweglichkeit der Wirbelsäule, wobei hauptsächlich die Neigung nach vorne und hinten von Bedeutung ist. Häufig kommt hier der sogenannte *Schober-Test* zum Einsatz, anhand dessen die Beweglichkeit der Lendenwirbelsäule überprüft wird. Der Test findet im Stehen statt, und zunächst wird der Dornfortsatz vom ersten Steißbeinwirbel (S1) markiert und eine weitere Stelle, die 10 Zentimeter weiter höher liegt. Mit durchgestreckten Knien beugt sich der Patient dann möglichst weit nach vorne. Bei gesunden Personen vergrößert sich durch diese Bewegung der Abstand dieser beiden markierten Punkte um 5 Zentimeter. Wenn der Abstand geringer ist, weist dies auf eine verminderte Beugbarkeit der Wirbelsäule hin.

Eine umfangreiche Diagnostik der Osteochondrose beinhaltet außerdem eine genaue Betrachtung der Muskeln. Dabei untersucht der Arzt die Konturen der Muskeln und eine eventuelle Zunahme oder Abnahme. Auch die sich verändernden Konturen der Muskeln, die sich aufgrund von Bewegungen ergeben, werden überprüft.

Je weiter die Krankheit bereits fortgeschritten ist, umso mehr ist eine verringerte Muskelspannung und eine Muskelschrumpfung festzustellen. Dies kann zur Folge haben, dass aufgrund der Muskelschrumpfung die Gesäßseite der betroffenen Körperhälfte niedriger platziert ist als auf der gesunden Seite. Auch eine deutliche Schrumpfung der Beinmuskulatur kann sich bei fortgeschrittenem Krankheitsstadium zeigen.

Um zu überprüfen, inwieweit die Muskeln bereits beeinträchtigt sind, werden alle Muskelgruppen der Beine getestet. Durch bestimmte Bewegungen, bei denen der Arzt mit der Kraft seines Arms gegen das Bein des Patienten hält, zeigt sich, inwieweit dieser sich dem Widerstand entgegensetzen kann. Der Arzt kann diesen Muskeltest auf verschiedene Körperbereiche ausweiten wie auf die Hüftstreckmuskulatur sowie die Kniebeuge- und Streckmuskulatur und durch sein Gegenhalten seiner Kräfte einschätzen, inwieweit bereits eine Schwächung der Muskeln vorliegt. Viele Patienten erfahren erst durch diese Untersuchung von etwaigen geschwächten Muskeln, weil ihnen diese im Alltag in der Regel noch nicht aufgefallen sind.

Bildgebende Verfahren

Um die Diagnose zuverlässig durchzuführen, den Verdacht auf die Osteochondrose zu erhärten, aber um diese auch von anderen Erkrankungen abgrenzen zu können, werden bildgebende Verfahren, wie Röntgen, Magnetresonanztomographie, Kernspintomographie, Computertomographie und Myelografie sowie die Neurologische Diagnostik herangezogen.

Röntgen

Röntgen ist immer die erste Maßnahme, die sowohl bei der Osteochondrosis dissecans, als auch bei der Osteochondrose der Wirbelsäule erfolgt. Hierbei werden im Stehen von allen Abschnitten der Wirbelsäule Röntgenaufnahmen angefertigt und das auf zwei Ebenen, und zwar von vorn nach hinten und in aktiver Haltung aus der seitlichen Perspektive.
Anhand der Röntgenbilder kann nicht nur festgestellt werden, ob knöcherne Randanbauten, Schwellungen und eine Höhenminderung des Bandscheibenraumes vorliegen, sondern auch sogenannte Schmorl-Knötchen (Einbrüche der Wirbelkörperdeckplatten) und eine syn. Bandscheibenvorwölbung.
Haben sich bei der Osteochondrosis dissecans bereits kleine Knochen-Knorpelfragmente gelöst, die frei im Gelenk schwimmen, können sie mitunter auch durch das bloße Abtasten durch den Arzt festgestellt werden. Ansonsten wird das betreffende Gelenk zunächst geröntgt.

Computertomographie (CT)

Die Computertomographie ist eine Weiterentwicklung des klassischen Röntgens und heutzutage eines der gängigsten Diagnostikverfahren in der Radiologie. Sie ist in der Lage, innerhalb weniger Sekunden detaillierte punktuelle Aufnahmen in zweidimensionaler hochauflösender Form zu erstellen. Durch diese überlagerungsfreien Bilder ist eine wesentlich genauere Diagnostik möglich als durch herkömmliche Röntgenverfahren. Wenn es um die Abklärung einer Osteochondrose geht, kommt das sogenannte Skelett-CT zum Einsatz.
In den Anfangsjahren der Computertomographie wurden die Patienten auf einer Liege platziert, die in eine lange Röhre geschoben wurde. Dieses war für Personen, die unter Platzangst leiden, häufig ein Problem. Inzwischen wurde diese lange Röhre durch vergleichsweise dünne Ringe ersetzt, die über große konisch verlaufende Öffnungen verfügen und keine Platzangst mehr aufkommen lassen.
Abgesehen von der Strahlenbelastung gilt die Computertomographie als eine ungefährliche Diagnosemethode, die zudem noch völlig schmerzfrei verläuft.

Magnetresonanztomographie (MRT)

Noch bis vor wenigen Jahren konnte die Osteochondrose bei vielen Patienten nur schwer diagnostiziert werden, da Röntgenbilder das Krankheitsbild nicht immer hundertprozentig darstellen können. Erst seit Einführung der Magnetresonanztomographie hat sich die Diagnostik deutlich verbessert. Sie kommt heute zum Einsatz, wenn der Verdacht auf Osteochondrose besteht, aber das Röntgenbild keine zuverlässige Diagnose zulässt.

Die Magnetresonanztomographie gibt aufgrund der sogenannten Schichtbild-diagnostik wesentlich tiefere und detailliertere Einblicke in den Aufbau der Wirbelsäule als andere Diagnostikmethoden und unterscheidet sich in diesem Punkt auch deutlich von der Computertomographie. Anhand der Magnetreso-nanztomographie lassen sich somit Bandscheiben, eventuelle Instabilitäten, Spinalkanal, Nerven, Wirbelkörper, Bänder und Muskeln, Wassereinlagerungen in den Knochen genau analysieren, und Veränderungen sind jederzeit nach-vollziehbar. Auch die Verengung der Wirbelzwischenräume wird hierdurch sichtbar. Und schließlich lassen sich krankhafte Veränderungen wesentlich besser von gesunden Strukturen unterscheiden.

Aufgrund der wesentlich verbesserten Darstellung bevorzugen heutzutage viele Ärzte den Einsatz des MRTs. Bei einigen Patienten hingegen ist es oft-mals der Verzicht auf eine Strahlenbelastung, die sie diese Diagnostik bevor-zugen lassen. Denn beim MRT werden im Vergleich zum CT keine Röntgen-strahlen eingesetzt.

Myelografie

Wenn sich durch die üblicherweise durchgeführten Diagnosemethoden der Befund einer Osteochondrose bestätigt, kann es erforderlich sein, zur weiter-führenden Abklärung neurologische Untersuchungen anzuschließen. Hierbei geht es insbesondere um die Überprüfung des Spinalkanals der Wirbelsäule, die anhand der sogenannten Myelografie erfolgen kann.

Dieses Diagnostikverfahren dient der sicheren Abklärung, ob bereits Nerven-bahnen durch die Osteochondrose in Mitleidenschaft gezogen wurden. Das kann der Fall sein, wenn der Nervenkanal der Wirbelsäule, durch den auch das Rückenmark verläuft, eingeengt ist.

Bei der Myelografie wird dem Patienten ein Kontrastmittel direkt in den Wirbel-kanal gespritzt, im Anschluss folgt eine Röntgenaufnahme des betroffenen Bereiches. Durch das Kontrastmittel entsteht eine deutlich erkennbare, helle Linie auf dem Röntgenbild, die eine sofortige Diagnose zulässt. Ist die darge-stellte Linie stark verengt oder unterbrochen, ist davon auszugehen, dass in diesem Fall Nervenbahnen abgedrückt sind.

Neurologische Diagnostik

Wenn der Verdacht besteht, dass eine Einengung des Spinalkanals vorliegt, wird die Diagnostik um neurologische Untersuchungen ergänzt. In der Praxis werden hierzu die Nervenleitgeschwindigkeit (NLG) und die Muskelaktivität (Elektromyografie, EMG) gemessen.

Die Messung der Nervenleitgeschwindigkeit erfolgt durch zwei aufgeklebte Elektroden auf der Wirbelsäule. Mit einem elektrischen Impuls lassen sich so die Reaktionen erfassen und Abweichungen erkennen.

Die Osteochondrose wirkt sich auch auf die Muskeln aus, sodass die Messung der (natürlichen elektrischen) Muskelaktivität mithilfe der Elektromyographie (EMG) als eine weitere Maßnahme zum Einsatz kommen kann.

Hierbei geht es um die Feststellung, ob die Symptome durch erkrankte Muskeln oder durch eine Beeinträchtigung des zuleitenden Nervs ausgelöst werden. Wenn sich beim Test Störungen in der Impulsübertragung zeigen, kann davon ausgegangen werden, dass Nerven blockiert oder abgeklemmt sind.

Endlich eine Diagnose - aber was kommt dann?

Wer soeben erst die Diagnose „Osteochondrose" erhalten hat, sieht sich wahrscheinlich zunächst mit einem Krankheitsbild konfrontiert, mit dem er nicht allzu viel anfangen kann. Zwar hat man endlich nach einem monatelangen Ärztemarathon und zunehmenden unerträglichen Rückenschmerzen eine Erklärung erhalten, aber ein befreiendes Gefühl will sich trotzdem nicht einstellen.

Denn da sind so viele Fragen im Kopf, die unsortiert herumschwirren und Antworten suchen. Da sind so viele Unsicherheiten, die diese Diagnose nun mit sich bringt und viele Dinge des bisherigen Lebens in Frage stellen. Wie soll das Leben mit der Krankheit weitergehen? Welche Einschränkungen sind in absehbarer Zukunft noch zu erwarten? Kann man den Beruf noch ausüben, und vor allen Dingen: Wie kann man die Krankheit aufhalten und am besten sogar umkehren?

Im Kopf ist ein wahrhaftiges Chaos entbrannt. Man weiß gar nicht, was man zuerst denken soll, wo man die Prioritäten zu setzen hat, und welche Schritte nun als nächste folgen müssen. Das ist allzu verständlich, denn weder hat man bis zum Tag der Diagnose noch nie etwas von Osteochondrose gehört, noch hat man sich jemals mit einer derartigen Krankheit auseinandergesetzt. Die Gedanken fahren Achterbahn, begleitet von vielen Unsicherheiten, die unsortiert im Raume stehen.

Vielleicht ärgert man sich, dass der behandelnde Arzt nur so wenig Zeit hatte, um auf die Diagnose genauer einzugehen. Und vielleicht ärgert man sich noch mehr, dass man nicht den Mut aufgebracht hat, ihn um mehr Aufklärung über die Krankheit zu bitten. Nach einem 5-minütigen Gespräch war das Thema für ihn erledigt, schließlich warteten in seinem Wartezimmer noch mindestens 20 weitere Patienten – der heutigen Gesundheitspolitik sei Dank. Zumindest eines ist schnell klar: Beim nächsten Arztbesuch will man sich nicht wieder so schnell abwimmeln lassen, sondern qualifiziert und angemessen beraten werden.

Aber erst einmal sitzt man nun allein Zuhause und versucht, diese Diagnose, deren Namen man sich partout nicht merken kann, irgendwie zu begreifen. Es braucht seine Zeit, zu verstehen, was da gerade mit einem passiert. Und es ist ganz normal, dass zwischenzeitlich Momente auftauchen, in denen man voller Angst und Panik ist, auch wenn dies in dem einen oder anderen Fall übertrieben erscheint, weil die Erkrankung noch nicht sehr weit fortgeschritten ist. Nach den ersten Tagen, die einen ziemlich lähmen können, und in denen sich das Thema Osteochondrose wie ein nicht enden wollender Film immer wieder im eigenen Kopfkino abspielt, bahnen sich auch wieder positivere Gedanken ihren Weg. Man will aktiver werden, sich von der Krankheit nicht mehr so vollständig vereinnahmen lassen, sondern den bisherigen Alltag am liebsten ungestört weiterführen können. Doch damit dies möglich wird, ist es unverzichtbar, sich nun aktiv mit der Osteochondrose auseinanderzusetzen, auch, um die Lebensqualität zu verbessern. Wer an diesem Punkt angelangt ist, sollte sich so viele Fragen wie möglich stellen und dabei ganz persönliche Prioritäten setzen.

Notieren Sie alle Fragen, für die Sie selbst keine zuverlässige Antwort parat haben, um für Ihren nächsten Arztbesuch gut vorbereitet zu sein:

- Welche Therapien sind bei meinem konkreten Krankheitsbild am erfolgversprechendsten?

- Welche sinnvollen Therapiemöglichkeiten außerhalb des Leistungskataloges der Krankenkasse gibt es?

- Kann ich Sport treiben, und wenn ja, welche Sportarten sind zu empfehlen?

- Welche Trainingsart ist besonders sinnvoll, um die Rückenmuskulatur aufzubauen?

- Wie stehen die Chancen, dass ich durch die vorgeschlagenen Therapien beschwerdefrei werde?

- Kann ich weiterhin meine Berufstätigkeit ausüben?

- Welche Maßnahmen kann ich Zuhause durchführen, um das Krankheitsbild zu lindern?

- Mit welchen Medikamenten lassen sich die Schmerzen am effektivsten in den Griff bekommen?

- Ist es sinnvoll, eine stationäre Rehabilitationsmaßnahme zu beantragen?

Ergänzen Sie diesen Fragenkatalog mit weiteren Aspekten, die für Sie wichtig sind. Bedenken Sie, dass Sie mit der Krankheit umso besser umgehen können, je mehr Sie sie verstehen, und je mehr Sie die Chance haben, auch selbst aktiv an dem Krankheitsverlauf mitwirken zu können. **Fordern Sie Ihren behandelnden Arzt.** Denn Sie als Patient sind nicht nur Behandlungsempfänger, sondern Sie haben auch trotz der unerfreulichen Einschränkungen in unserem heutigen Gesundheitssystem immer noch viele Rechte. Insbesondere eine qualifizierte und angemessene medizinische Versorgung und Ihr Recht auf Aufklärung und Beratung sollten Sie einfordern. Wenn das Gespräch zwischen Ihrem Arzt und Ihnen in einer unbefriedigenden Art und Weise verläuft oder womöglich auch gar nicht stattfindet, so zögern Sie nicht, sich an einen anderen Arzt zu wenden. **Vor einem geplanten größeren Eingriff wie einer Bandscheibenoperation sollte man auch nicht davor zurückschrecken, eine zweite Meinung einzuholen.**

Wie kann man das Fortschreiten der Krankheit vermeiden?

Eine Krankheit ist dann am besten, wenn man sie erst gar nicht hat. Somit ist Vorbeugen besser als Heilen. Auch wenn sich längst nicht jede Krankheit erfolgreich verhindern lässt, so hat man zumindest bei der Vorbeugung von Erkrankungen des Bewegungsapparates gute Chancen. Dies betrifft insbesondere auch die Osteochondrose.

Mit einem rückenfreundlichen Verhalten im Alltag und speziellen gymnastischen Übungen lässt sich die Osteochondrose am besten vorbeugen bzw. das Fortschreiten der Krankheit anhalten. Mediziner, Sportexperten, Physiotherapeuten und viele andere medizinische Fachleute predigen seit Jahren die Rücken- und Haltungsschule. Dennoch schreitet die Osteochondrose stetig voran.

Und auch trotz der Tatsache, dass man heute wesentlich mehr über dieses Krankheitsbild weiß, und die Möglichkeiten, um die Abnutzung der Bandscheiben durch Überbelastung zu reduzieren inzwischen sehr vielfältig sind, ändert nichts daran, dass heutzutage immer mehr Menschen an Osteochondrose erkranken.

Spätestens beim Auftreten von Vorerkrankungen wie der Skoliose sollte man aktiv werden. Hier ist permanente Muskelstärkung gefragt, damit ein Gleichgewicht zwischen der verkrümmten Wirbelsäule und der Muskulatur entstehen kann und der Stützapparat auch weiterhin schmerzfrei funktioniert. Werden hier nicht frühzeitig Maßnahmen eingeleitet und durch Bewegungstraining konstant weitergeführt, führt dies über kurz oder lang zur Osteochondrose. Auch Bandscheibenprobleme sollten mit Bedacht angegangen werden.

Gymnastik und Bewegung sind die Eckpfeiler einer gesunden Wirbelsäule, und sie verhindern den vorzeitigen Verschleiß der Bandscheiben. Dabei ist aber in diesem speziellen Fall zu beachten, dass die Bandscheiben nur dann ausreichend mit Nährstoffen und Flüssigkeit versorgt werden können und somit stabil bleiben, wenn ein Ausgleich zwischen Be- und Entlastung stattfindet. Eine dauerhafte Belastung, auch durch Sport ohne ausreichende Ruhephasen, bewirkt also genau das Gegenteil.

Richtige Übungen sind ebenso wichtig. Mit speziellem Training für die Halswirbelsäule, die Brustwirbelsäule und die Lendenwirbelsäule wird die Muskulatur gestärkt und aufgebaut. Am besten ist es, wenn man sich hier in speziellen Kursen der Rückenschule die Übungen aneignet. Denn auch bei Gymnastik und Rückentraining kann man so einiges falsch machen, das dann dem Rücken eher schadet. Bauchmuskeltraining sollte nicht vergessen werden, denn für eine besonders gute Stabilisierung arbeiten Rücken- und Bauchmuskeln zusammen. Das wirkt sich auch auf das Tragen und Heben positiv aus, denn so kann die Last besser verteilt werden.

Die falsche Haltung ist ein Massenphänomen, das sich besonders durch den gesellschaftlichen Wandel zunehmend zeigt. Schon Kinder und Jugendliche haben massive Haltungsschäden, denn anstelle von Bewegung und Aktivität stehen sitzende Tätigkeiten, wie Gaming, PC oder Internet, im Vordergrund. Aber die richtige Haltung kann auch erlernt werden, hier sollten die Schulen mit gutem Beispiel vorangehen, was leider immer noch zu wenig der Fall ist. Denn die meisten Menschen, weder Kinder, Jugendliche noch Erwachsene, wissen überhaupt, wie eine richtige Haltung aussieht. Da sich der Körper schon an die Fehlhaltung gewöhnt hat, empfindet er die wirbelsäulenschonende Haltung mitunter sogar als schmerzhaft. Die so genannte Haltungsschule zeigt Übungen auf, wie die richtige Haltung erreicht werden kann.

Haltung ist aber auch ein Arbeitsplatzproblem. Denn wer lange im Sitzen arbeitet, der benötigt eine ergonomische Ausstattung des Arbeitsplatzes. Dabei müssen alle Komponenten, wie Stuhl, Tisch, Bildschirm, Licht, aufeinander abgestimmt sein, damit die Belastung der Wirbelsäule eingegrenzt werden kann und die Haltung verbessert wird. Wer also einer Osteochondrose aktiv vorbeugen möchte, der sollte seinen Arbeitsplatz explizit auf diese Merkmale hin überprüfen.

Wer den ganzen Tag sitzt, sollte sich einen Ausgleich durch Bewegung schaffen. Das muss keine anstrengende Sportart sein, eine Runde im Schwimmbad oder der abendliche Spaziergang durch die Nachbarschaft reichen hier schon aus.

Wer immer noch aus dem Stehen heraus eine schwere Kiste hebt, der ist selbst schuld. Aber auch die eigene Selbsteinschätzung kann hier verblendet sein. Viele Menschen tragen am Arbeitsplatz oder im privaten Umfeld schwere Dinge umher, obwohl sie merken, dass es schmerzt oder zu anstrengend ist. Wer hier auch der Osteochondrose vorbeugen will, der sollte wirklich „Nein" sagen und diese Arbeit zum Wohle des Rückens und der Bandscheiben abgeben.

Im Alltag lauern viele Fallen, die den Bandscheiben und der Wirbelsäule zu schaffen machen. Das lange Verharren in ein und derselben Position ist bei vielen Hausarbeiten zu beobachten, wie z. B. beim Bügeln und Staubsaugen oder bei Arbeiten, die in gebückter Haltung verrichtet werden. Das geht im wahrsten Sinne des Wortes auf den Rücken, besonders auf die Bandscheiben, denn sie stehen permanent unter Druck. Wichtig ist aber der Druckausgleich. Im Alltag ist also zur Vorbeugung der Osteochondrose verstärkt auf die schlechten Angewohnheiten zu achten, um sie dann zu korrigieren.

Stress und psychische Probleme führen ebenfalls zu Verspannungen und Kopfschmerzen. Die permanente innerliche Anspannung hat auch Auswirkungen auf die Muskeln. Diese Verkrampfung wird mit der Zeit automatisch hingenommen. Entspannung ist nur schwer oder gar nicht mehr möglich. Abschalten und zur Ruhe kommen, und das in jeder Hinsicht, kann der Mensch auch wieder durch Entspannungsprogramme oder Gesprächstherapien lernen.

Sport ist gesund und hält aktiv. Je nach Sportart steigt allerdings auch das Verletzungsrisiko, was sich dann auf die Wirbelsäule und die Bandscheiben negativ auswirken kann. Ein pfleglicher Umgang mit sich selbst, durch geeignete Schutzmaßnahmen beim Sport, regelmäßige Pausen und die Vermeidung von Überanstrengung, vermindert auch das Risiko, dass sich eine Osteochondrose entwickelt.

Die Ernährung hat einen wesentlichen Einfluss auf die Osteochondrose, denn das, was wir essen, macht sich früher oder später bemerkbar. Insbesondere ist Übergewicht ein wesentlicher Risikofaktor für die Osteochondrose, da das zusätzliche Gewicht von der Wirbelsäule getragen werden muss. Somit ist die Belastung ohnehin schon dauerhaft höher, und der Druck auf die Bandscheiben vergrößert sich.

Die gesunde Ernährung mit einem ausgewogenen Anteil an sauren und basischen Mineralstoffen sorgt für den richtigen pH-Wert im Körper und liefert auch den Zellen ihre wichtigen Nährstoffe, was dann wiederum den Bandscheiben zugutekommt. Der Stoffwechsel bleibt im Fluss, schädliche Stoffe werden umgehend ausgeschieden und können sich nicht in den Gefäßen ablagern.

Für alle Maßnahmen gelten Konsequenz und Durchhaltevermögen, damit dem Fortschreiten der Osteochondrose effektiv entgegengewirkt werden kann. Gymnastik, Körperhaltung, Muskulaturaufbau, Entspannung und Ernährung zeigen nur auf Dauer einen Erfolg und können Schäden verhindern. Einmalige gute Vorsätze, die dann an Bequemlichkeit oder Schwierigkeiten scheitern, bringen nicht den gewünschten Effekt. Komischerweise ist der Mensch jedoch so konzipiert, dass sich seine einst guten Vorsätze schnell in Luft auflösen, sobald sich erste Besserungen bemerkbar machen. Die vorherigen gesundheitlichen Probleme geraten in Vergessenheit, und es wird munter weiter schwer gehoben und getragen. Diese „Nachlässigkeiten" auszumerzen, ist ein erster Schritt, um das Fortschreiten der Erkrankung einzudämmen.

Doch leider mangelt es uns noch ein wenig an der Selbstverantwortung für den eigenen Körper, auch wenn wir auf einem guten Weg sind. Wenn wir das kleine, große Wunderwerk, dass uns jeden Tag am Leben erhält, genauer betrachten, dann wissen wir erst, was wir an ihm haben und dass wir pfleglich mit ihm umgehen sollten, auch wenn es etwas Kraft, Überwindung und Mut kostet.

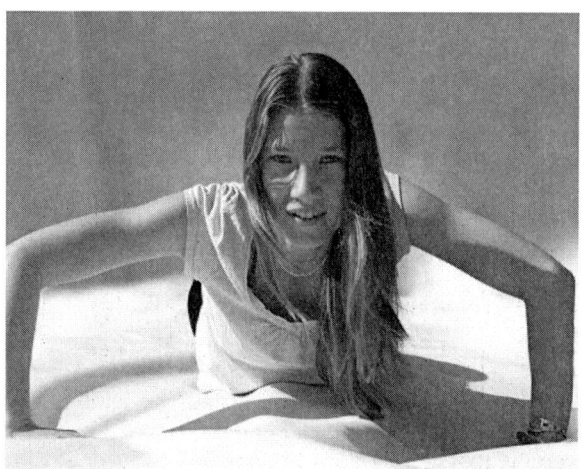

Therapiemöglichkeiten von A bis Z
bei Osteochondrose der Wirbelsäule

Nach der gesicherten Diagnose einer Osteochondrose wird eine individuell erstellte Therapie eingeleitet. Da sich das Krankheitsbild von Fall zu Fall stark unterscheidet, setzt die Behandlung individuell an, wobei sie sich hauptsächlich an dem Schweregrad des Krankheitsbildes und an der Lokalisation der Osteochondrose orientiert.

Trotz aller Verschiedenheiten und individuellen Aspekte, die es zu berücksichtigen gibt, besteht die Behandlung in der Regel immer aus einer Kombination von mehreren Therapieelementen, bei der die Physiotherapie meistens die Basis bildet. Von wesentlicher Bedeutung ist dabei der gezielte Aufbau der Muskeln im Rücken- und Bauchbereich, der so frühzeitig wie möglich erfolgen sollte.

Denn obwohl die zahlreichen Therapiemaßnahmen zu einer Linderung der Rückenschmerzen beitragen, ersetzen sie niemals die Notwendigkeit, in Bewegung zu bleiben und für einen ausreichenden Aufbau der Rückenmuskulatur zu sorgen.

Es ist nachvollziehbar, dass die Osteochondrose bei einer frühen Erkennung noch die einfachsten Therapiekonzepte wie Physiotherapie und Bewegung ermöglicht. Allerdings kommen viele Patienten erst dann zum Arzt, wenn die Schmerzen bereits so stark ausgeprägt sind, dass diese die Lebensqualität und den Alltag deutlich einschränken. Aber auch akute Schmerzfälle sind bei der Osteochondrose keine Seltenheit.

Akupressur

Akupressur zählt zu den effektivsten Methoden, wenn es um die Selbstbehandlung diverser gesundheitlicher Beschwerden geht. Die Anwendungen wirken auf vielen Ebenen, indem die vitalen Kräfte des Körpers ausgeglichen und Muskeln entspannt werden.

Grundlage der Akupressur bildet die Annahme, dass Krankheiten entstehen, wenn der Energiefluss des Körpers durch Blockaden gestört ist. Um diese aufzulösen, macht man sich die insgesamt 14 Meridiane zunutze, die durch den menschlichen Körper führen.

Während bei der Akupunktur Nadeln genutzt werden, um die entsprechend blockierten Meridiane zu aktivieren, werden bei der Akupressur die gleichen Punkte verwendet, allerdings mit einem festen Druck der Hände und Fingerkuppen, was als *punktuelle Druckmassage* bezeichnet wird. Sobald man einen passenden Punkt gefunden hat, wird dieser fest gedrückt oder mit einer kreisförmigen Bewegung massiert. Wenn die Punkte fest gedrückt werden, lösen sich Verspannungen, die Durchblutung wird gefördert und die Selbstheilung aktiviert.

Entsprechend der Traditionellen Chinesischen Medizin gibt es über 400 Akupressur- bzw. Akupunkturpunkte entlang der Meridiane. Diese beginnen an den Fingerspitzen und sind mit dem Gehirn und den Organen verbunden. Sie verlaufen insbesondere entlang beider Seiten der Wirbelsäule und reichen bis zu den Fersen. Dabei hat jeder einzelne Punkt ganz spezifische therapeutische Wirkungen. So erhält der jeweilige Körperbereich durch das gezielte Massieren dieser entsprechenden Punkte eine spezifische therapeutische Anwendung.

Viele dieser Punkte befinden sich an strategisch wichtigen Kreuzungen des vegetativen Nervensystems, was eine teilweise Erklärung dafür ist, dass mit der Akupressur bzw. Akupunktur Einfluss auf Schmerzen genommen werden kann, auch wenn sich diese weit entfernt davon befinden, wo der Druck ausgeübt wird.

Um einen Körperbereich zu entspannen oder Schmerzen zu reduzieren, wird der Druck mehrere Minuten lang ohne Bewegung ausgeübt. Wie viel Druck auf den ausgewählten Punkt ausgeübt wird, hängt von der körperlichen Fitness ab, allerdings wird empfohlen, den Druck so fest auszuüben, dass dieser ganz leicht schmerzt. Bei extremem Schmerzempfinden sollte der Druck verringert werden. Wenn ein Punkt unerträglich schmerzt, sollte dieser nicht weiter gedrückt werden.

Um Rückenschmerzen zu lindern, gibt es in der Akupressur mehrere Anwendungsmöglichkeiten. Sehr einfach ist der Druck auf die Kniekehlen, der eine Handbreit oberhalb der Kniekehlen erfolgt.

Im Allgemeinen gilt Akupressur als eine sehr sichere Anwendungsmethode, allerdings haben viele Akupressurpunkte mehrere Funktionen, sodass es sinnvoll ist, sich vorher ausführlich in entsprechender Literatur über die zahlreichen Punkte zu informieren.

Akupunktur

Seit einigen Jahren hat sich in vielen orthopädischen Praxen die Akupunktur etabliert, die hier insbesondere zur Linderung von Schmerzzuständen eingesetzt wird. Wer also auf der Suche nach alternativen erfolgversprechenden Behandlungsmöglichkeiten seiner Osteochondrose ist, sollte auch die Akupunktur in Erwägung ziehen. Sie wird bei der Osteochondrose meistens als eine begleitende Therapie in Ergänzung zu weiteren Behandlungsmaßnahmen angewendet.

Auch wenn die Wirksamkeit der Akupunktur in mancherlei Hinsicht und trotz der überzeugenden Erfolge, die seit über 2000 Jahren in der Traditionellen Chinesischen Medizin (TCM) bekannt sind, angezweifelt wird, so gibt es auch inzwischen in der schulmedizinischen Welt keinen Zweifel mehr daran, dass die Akupunktur bei der Behandlung von Schmerzen sehr effektiv sein kann. Typische Indikationen, bei denen sie inzwischen sehr häufig zum Einsatz kommt, sind Rückenschmerzen, Knieschmerzen und Verspannungen.

Die Akupunktur zählt zu den Reiz- bzw. Regulationstherapien und ist weitgehend nebenwirkungsfrei. Sie erfolgt mithilfe von 15 bis 20 Akupunktur-Nadeln, die je nach Beschwerdebild an den jeweiligen Meridianen leicht in die Haut gepikst werden. Hier verbleiben sie ungefähr eine halbe Stunde in ruhender Position, manchmal werden sie zwischendurch von dem Therapeuten etwas gedreht.

Ziel ist es, hierdurch die jeweiligen Organe in ihrer Aktivität und die Selbstheilungskräfte anzuregen. Durch die Platzierung der Nadeln entlang der Körpermeridiane werden außerdem die Schmerzimpulse beeinflusst.

Patienten, die unter einem sehr starken Schmerzempfinden leiden, oder Angst vor dem Einstechen der Akupunktur-Nadeln haben, können auf die meistens sehr schmerzfreie Laserakupunktur ausweichen. Hier kommen die klassischen Akupunktur-Nadeln nicht zum Einsatz, stattdessen werden die jeweiligen Meridianpunkte mit einem Laserstrahl stimuliert. Das überdurchschnittliche Schmerzempfinden ist insbesondere von Alkoholikern und rothaarigen Menschen bekannt. Aber auch einige andere Patienten weisen eine erhöhte Schmerzempfindlichkeit auf, was darauf zurückgeführt wird, dass hier viele Meridiane des Körpers blockiert sind.

Die Erfahrungen der Akupunktur in der Behandlung der Osteochondrose sind sehr unterschiedlich. Während es bei einigen Betroffenen bereits nach sehr wenigen Sitzungen zu deutlichen Symptomverbesserungen kommt und diese auch über eine längere Zeit hinweg andauern, verzeichnen andere kaum Veränderungen.

Capsaicin

Die Basis dieses pflanzlichen Arzneimittels bildet der aus Spanischem Pfeffer gewonnene Cayennepfeffer. In Form von Salben (Rheumasalben) und ABC-Pflastern wird Capsaicin traditionell zur äußerlichen Anwendung eingesetzt und kommt hauptsächlich bei chronischen Schmerzen in Frage, wie sie beispielsweise bei Rücken- und Gelenkschmerzen, rheumatischer Arthritis und Neuralgien auftreten.

Das Capsaicin bewirkt eine lokale Schmerzstillung, indem es die Weiterleitung der Schmerzsignale von den Schmerzrezeptoren der Haut vermeiden soll. Da es durchblutungsfördernd wirkt, tritt ein oberflächliches Wärmegefühl in Erscheinung.

Bei einigen Anwendern tritt ein Jucken und Brennen der Haut auf, was sich meistens im Laufe der Zeit von alleine auflöst.

Chiropraktik

Die Chiropraktik ist eine manuelle Therapiemöglichkeit, die Ähnlichkeiten zur Osteopathie aufweist und vor über 100 Jahren in den USA entwickelt wurde. Der Erfinder Daniel David Palmer konzipierte spezielle Grifftechniken, mit denen er verschobene Wirbel und Gelenke in ihre ursprüngliche Position bringen konnte und durch diese Blockadenauflösung Schmerzen beseitigte.

In den USA ist die Chiropraktik heutzutage sehr weit verbreitet und zählt dort zu den wichtigsten Therapien, wenn es um die Behandlung von Schmerzen im Bereich der Wirbelsäule und der Muskulatur geht. Somit wird sie auch bei der Osteochondrose angewandt. Häufig geschieht dies in Kombination mit anderen Behandlungsmethoden, wie unter anderem mit der Osteopathie.

Aber auch andere Beschwerden können durch die Chiropraktik gelindert werden. Dies ist insbesondere der Fall, wenn ein verschobener Wirbel auf einen Nerv drückt und hieraus Symptome wie Schwindel oder Kopfschmerzen resultieren. Aber auch diverse Organe können in Mitleidenschaft gezogen werden, indem das Nervensystem in vielerlei Hinsicht durch die Fehlstellung der Wirbel und Bandscheiben beeinträchtigt werden kann. Dies erklärt auch, warum sich zahlreiche Beschwerden durch die Chiropraktik lindern lassen, die im ersten Moment nicht in Verbindung mit Fehlfunktionen der Wirbelsäule zu stehen scheinen, sondern die sich in weiter entfernt liegenden Körperbereichen und Organen zeigen.

Erfolg und Misserfolg einer chirotherapeutischen Anwendung hängen sehr von der Erfahrung des Behandlers ab. Und da ein unsachgemäßer Handgriff mehr Schaden anrichten kann, als dass er Nutzen bringt, gehören entsprechende Behandlungen unbedingt in die Hände eines qualifizierten Chiropraktikers. Dieser wird auch umfassend über eventuelle Komplikationen aufklären.

Während in den USA Chiropraktiker als ein eigenständiger Heilberuf anerkannt ist, ist es in Deutschland nur Ärzten und Heilpraktikern mit entsprechender Zusatzausbildung möglich, als Chiropraktiker zu arbeiten. Bevor chiropraktische Anwendungen erfolgen, muss unbedingt abgeklärt werden, ob eventuell organische Ursachen oder andere Beeinträchtigungen bestehen, die eine Kontraindikation darstellen.

Cranio-Sacral-Therapie

Die Cranio-Sacral-Therapie basiert auf den Erkenntnissen der Osteopathie und wird auch als *Craniale Osteopathie* bezeichnet. Sie zählt zu den sanften Ganzkörperbehandlungen und soll die natürlichen Selbstheilungsmechanismen aktivieren.

Dies geschieht, indem gezielte manuelle Techniken den Körper auf verschiedenen Ebenen revitalisieren und nicht nur das Immun- und Nervensystem, den allgemeinen Gesundheitszustand, sondern auch den Bewegungsapparat stärken.

Die Handgriffe werden überwiegend im Bereich des Schädels und des Kreuzbeines eingesetzt. Mögliche Blockaden, die sich durch einen gestörten Fluss von Gehirn- und Rückenmarksflüssigkeit entwickelt haben, sollen durch diese Griffe aufgelöst werden, sodass der gesamte Energiefluss verbessert wird. Dieser Mechanismus beruht auf der Annahme, dass sich das Gehirn und Rückenmark sozusagen in einem flüssigen Medium (Liquor) befinden und demzufolge die Hirn- und Rückenmarkhäute von der Hirnflüssigkeit umspült werden. Diese Flüssigkeit ist durch einen regelmäßig pulsierenden Rhythmus gekennzeichnet, der allerdings gestört ist, sobald z. B. Erkrankungen im Wirbelsäulen- oder Kopfbereich auftreten.

Durch spezielle Techniken und eine sehr feine Druck- und Zugbehandlung sind die Therapeuten in der Lage, diesen Rhythmus bzw. das Cranio-Sacrale System zu ertasten, Einfluss zu nehmen und durch eine Harmonisierung eventuelle Blockaden aufzulösen.

DENAS-Therapie

Die DENAS-Therapie wird als eine Weiterentwicklung der *Transkutanen Elektrischen Nervenstimulation (TENS)* gesehen und wird auch als *Dynamisch Elektrische Nervenadoptierte Stimulation* bezeichnet. Sie wurde während des Kalten Krieges in den 1980-er Jahren als ein geheimes Projekt von russischen Wissenschaftlern für den Schutz der Kosmonauten entwickelt.

Anlass war es, die Kosmonauten vor möglichen Krankheiten zu schützen, die während der Aufenthalte in der Raumstation auftreten könnten. Ein großes Problem in der Raumfahrt besteht darin, dass an Bord befindliche Flüssigkeiten ständig recycelt werden müssen, Medikamentenrückstände dabei allerdings nicht herausgefiltert werden können. Als Folge würden zwangsläufig alle Besatzungsmitglieder mit diesen Rückständen in Kontakt kommen, was zu unkalkulierbaren Risiken führen würde. Somit stellt eine Verabreichung von Medikamenten seit jeher ein besonderes Problem dar.

Um dies zu entschärfen, war es in der Raumfahrt schon immer eine große Herausforderung, eine Behandlungsmethode zu schaffen, die einen Verzicht auf Medikamente ermöglicht und die für eine große Anzahl verschiedener Krankheitsbilder einsetzbar ist und als Selbstbehandlung durch die Kosmonauten durchgeführt werden kann.

Die Lösung fand man schließlich in der Entwicklung eines kleinen Gerätes, das in der Lage ist, eine elektrische Reiztherapie über Akupunkturpunkte und Reflexzonen durchzuführen. Im Laufe vieler Jahre erfuhr das Gerät stetig Verbesserungen und wurde zwischenzeitlich auch in vielen Kliniken erfolgreich getestet und in seiner Wirksamkeit bestätigt. Inzwischen ist bekannt, dass durch die DENAS-Therapie nicht nur eine Schmerzreduzierung bei Rückenleiden erzielt werden kann, sondern dass sie auch unter anderem bei Sportverletzungen, Verspannungen, Bluthochdruck, Erkältungen und Entzündungen heilungsfördernd wirkt. Während bei akuten Beschwerden eine sofortige Hilfe erreicht werden kann, werden bei der Behandlung von chronischen Erkrankungen mehrere Therapiezyklen durchgeführt.

Der Wirkmechanismus basiert auf elektrischen Impulsen, die durch die Haut auf das Körpergewebe eindringen. Die Stromimpulse dringen ungefähr 1 mm in die Haut ein und entsprechen weitgehend dem menschlichen Organismus. Durch diese Impulse werden die Meridiane angeregt und die Selbstheilung aktiviert. Im Vergleich zu anderen Methoden der Elektroneurostimulation wird bei der DENAS-Methode die Impulsstärke anhand der eingebauten Elektronik an die jeweilige dermoelektrische Situation angepasst. Hierdurch kommt sozusagen eine Kommunikation auf einer Biofeedback-Basis zustande.

In Deutschland ist die DENAS-Therapie, die inzwischen auch häufig als „Behandlung ohne Medikamente" bezeichnet wird, erst seit 2004 bekannt und wird seitdem bei unterschiedlichen Krankheitsbildern immer öfter von ganzheitlich orientierten Ärzten und Heilpraktikern eingesetzt. Auch für den privaten Anwender gibt es inzwischen sehr handliche Geräte, die einfach und ohne spezielle medizinische Vorkenntnisse zu bedienen sind. Da ein DENAS-Gerät nicht viel Platz einnimmt, passt es in fast jede Handtasche und kann auch unterwegs und auf Reisen bequem mitgenommen werden.

Es gibt nur wenige Kontraindikationen, bei denen eine DENAS-Therapie nicht in Betracht kommt wie z. B. bei einem Herzschrittmacher und anderen elektronischen Implantaten, akuten Fieberschüben und Thrombosen. Um abzuklären, ob eventuell eine Gegenanzeige vorliegt, sollte vorab eine Beratung durch einen Therapeuten erfolgen.

Hochtontherapie

Die Hochtontherapie gehört zu den Behandlungsmöglichkeiten der neueren Generation und gilt als eine Weiterentwicklung der Elektrotherapie. Den Anfang nahm die heutige Hochtontherapie allerdings schon in den 1930-er Jahren und wurde seitdem stets weiterentwickelt. Ein erstmaliger Einsatz bei Patienten erfolgte in den 1950-er Jahren. Dennoch sind die heutigen Geräte nicht mit denen damaliger Zeit zu vergleichen.

Die Hochtontherapie kann bei den meisten Krankheiten angewendet werden, die mit chronischen Schmerzen einhergehen wie z. B. die Osteochondrose. Weitere Einsatzgebiete sind Arthrosen, Verspannungen der Rücken- und Nackenmuskulatur und Verschleißerscheinungen der Wirbelsäule. Gegenüber einigen anderen Therapiemaßnahmen scheint die Hochtontherapie viele Vorzüge zu haben, insbesondere die Tatsache, dass sie keine Nebenwirkungen auslösen und sehr effektiv wirken soll, spricht für den Einsatz dieser modernen Behandlungsform, die insbesondere auf Schmerzpatienten wie ein Hoffnungsträger wirken kann.

Viele Patientenberichte lesen sich tatsächlich sehr vielversprechend, denn da ist nicht nur die Rede von möglichen Reduzierungen oder dem gänzlichen Verzicht von Medikamenten, sondern auch von einer deutlich verminderten Wahrnehmung von Schmerzen.

Grundlage für die Hochtontherapie bildet die Erkenntnis, dass elektrische Gewebsveränderungen immer in Verbindung mit biochemischen Veränderungen stehen. Diese Tatsache macht man sich bei der Hochtontherapie zunutze, indem hochfrequenter Wechselstrom eingesetzt wird.

Im Vergleich zur herkömmlichen Elektrotherapie kommen hier wesentlich höhere Frequenzen zur Anwendung, die zwischen 4.000 und 32.000 Hertz liegen. Die Frequenz und die Stromintensität erreichen durch eine optimale Wechselwirkung eine therapeutische Wirkung, bei der der komplette Körper in das bestehende Schwingungsfeld einbezogen wird. Durch die Einwirkung der Hochtontherapie auf den Zellstoffwechsel soll dieser normalisiert werden.

Die Anwendung und Übertragung der Frequenzen erfolgt durch Elektroden, die an verschiedenen Körperstellen, sowie an den Armen und Beinen, angebracht werden. Nach dieser Ganzkörpertherapie werden die Elektroden auch im Bereich des Schmerzareals positioniert. Die Therapie ist in der Regel schmerzfrei, lediglich ein leichtes Kribbeln ist zu spüren.

Als Kontraindikationen gelten hauptsächlich Herzschrittmacher und andere metallhaltige Implantate. Da die Hochtontherapie in der Regel durch einen Therapeuten durchgeführt wird, sollte dieser im Vorfeld eventuell vorliegende Kontraindikationen abklären.

Die Kosten für die Hochtontherapie werden von den gesetzlichen Krankenkassen nicht übernommen. Eine 30-minütige Behandlung kostet ca. 20,- €. Eine Alternative, die bei einer langfristig angelegten Therapie in Frage kommt, ist die Anmietung eines Gerätes, das man Zuhause selbst bedienen kann.

Magnetfeldtherapie

Auch wenn die Magnetfeldtherapie häufig als eine Neuentdeckung unserer Zeit angesehen wird, so muss es richtigerweise heißen, dass der Einsatz der magnetischen Wirkung über 2000 Jahre zurückreicht. Denn schon die Chinesen, Ägypter und später auch Paracelsus verwendeten magnetisierte Stücke des Magnetits.

Von Paracelsus ist bekannt, dass er diese Steine einsetzte, wenn es um die Behandlung von Blutungen, Durchfall, Arthritis und Epilepsie ging. In der Mitte des 19. Jahrhunderts waren in New York magnetische Salben sehr verbreitet, die für zahlreiche Krankheiten und Beschwerden wie z. B. Zahnschmerzen, Fieber, Entzündungen, Verbrennungen und Kopfschmerzen verwendet wurden.

Und auch der bekannte Nobelpreisträger Prof. Werner Heisenberger (Physiker und Philosoph) war seinerzeit von der magnetischen Kraft überzeugt: *„Die magnetische Energie ist die elementare Energie, von der das gesamte Leben des Organismus abhängt."*

Das Potential, mithilfe von Magneten die Knochenheilung zu unterstützen, erkannte man zwar schon Mitte des 19. Jahrhunderts, aber es dauerte noch weitere 100 Jahre, bis die Wissenschaft diesen Zusammenhang genauer untersuchte. Viele Jahre lang waren schlecht heilende Knochenbrüche eines der hauptsächlichen Einsatzgebiete der Magnetfeldtherapie.

Insbesondere seit den 1970-er Jahren haben die Erfahrungen und Erfolgsmeldungen der Magnetfeldtherapie deutlich zugenommen. So sind inzwischen diverse Wirkmechanismen eingehend wissenschaftlich untersucht und anhand zahlreicher Studien belegt worden. Und so ist es nicht verwunderlich, dass sich das Einsatzgebiet der Magnetfeldtherapie im Laufe der Zeit stetig weiter ausgebreitet hat und magnetische Felder in Form spezieller Geräte heutzutage bei der Behandlung zahlreicher Krankheitsbilder zur Anwendung kommen.

Zwar wird die Magnetfeldtherapie auch heute noch besonders häufig im Bereich der Orthopädie eingesetzt, wenn es um Erkrankungen der Knochen und chronischen Schmerzen im Rücken, Knien, Schultern und Armen geht, aber darüber hinaus setzen auch viele Rheumatologen, Heilpraktiker, naturheilkundlich orientierte Ärzte, balneologisch-physikalisch ausgerichtete Therapiezentren und Praxen für Sportrehabilitation auf die vielen positiven Wirkmechanismen der Magnetfeldtherapie.

Auch von der Osteochondrose ist längst bekannt, dass diese Behandlungsform von großem Nutzen sein kann. Insbesondere die schmerzreduzierende und muskelentspannende Wirkung, sowie der Anti-Ödem-Effekt der Magnetfelder, können bei einer akuten Phase die Ruhephase im Bett deutlich verkürzen. Darüber hinaus ist bekannt, dass eine Verbesserung der motorischen Fähigkeiten, eine Reduzierung der Medikamenteneinnahme und eine verbesserte Nährstoffversorgung der Bandscheiben möglich werden.

Durch die pulsierenden Magnetfelder, die alle Körpergewebe durchdringen und auch tief liegende Gewebe wie Knorpel und Knochen erreichen, werden kleine elektromagnetische Impulse erzeugt, die diverse gesundheitsfördernde Eigenschaften besitzen. So kommt es zu einer verbesserten Sauerstoffversorgung des Gewebes, wodurch einem Sauerstoffmangel entgegengewirkt wird, der einen Energiemangel in den Zellen verursachen kann. Außerdem werden anfallende Stoffwechselprodukte besser entsorgt. Insgesamt führt dies zu einer Steigerung der Leistungsfähigkeit der Zellen und Organe, wodurch der komplette Organismus gestärkt wird.

Die Magnetfeldtherapie ist für ihre gute Verträglichkeit und nebenwirkungsarme Wirkung bekannt. Allerdings wird sie in der Regel nicht bei Personen eingesetzt, die elektronische Geräte wie Herzschrittmacher und Insulinpumpen tragen, sowie bei Schwangeren, Tumorpatienten und bei akuten viralen oder bakteriellen Infektionen.

In der Regel wird die Magnetfeldtherapie mit anderen Behandlungsmöglichkeiten kombiniert, sie kann aber auch als alleinige Therapie eingesetzt werden. Bei chronischen Erkrankungen ist davon auszugehen, dass eine länger andauernde Behandlungszeit von mehreren Wochen oder sogar Monaten erforderlich ist. Erste Symptomverbesserungen wie eine Reduzierung von Schmerzen und eine verbesserte Beweglichkeit sind oftmals schon nach einigen Tagen zu beobachten.

Die Magnetfeldtherapie eignet sich hervorragend für die Selbstbehandlung Zuhause, allerdings sollte zuvor eine genaue Diagnose des Arztes, sowie eine professionelle Beratung und Einweisung in die Handhabung des Gerätes, erfolgen.

Anbieter von Magnetfeldmatten gibt es inzwischen zuhauf, was die Entscheidung für einen seriösen Anbieter leider nicht immer sehr einfach macht. Als Entscheidungshilfe ist es daher eine gute Idee, sich bei seinem behandelnden Arzt und im persönlichen Umfeld umzuhören, ob jemand eine zuverlässige Empfehlung abgeben kann. Eine andere Möglichkeit besteht darin, die Magnetfeldmatte zunächst probeweise gegen eine monatliche Gebühr zu testen und diese Miete bei einem Kauf zu einem späteren Zeitpunkt anrechnen zu lassen.

Massagen

Massagen gehören zu den ältesten gesundheitsfördernden Verfahren der Menschheit. In China war die Massage bereits 2.600 v. Chr. weit verbreitet, in Griechenland war es seinerzeit Hippokrates (460 – 375 v. Chr.), der tägliche Ölmassagen empfahl. Auch heute noch zählt die Massage zu den geläufigsten Anwendungen bei der Behandlung diverser gesundheitlicher Probleme, und auch bei der Osteochondrose kann sie zum Einsatz kommen.

In der heutigen Zeit kommen zahlreiche verschiedene Massagetechniken zur Anwendung, denn im 20. Jahrhundert hat sich neben der klassischen Massage eine Vielzahl spezieller Heilmassagetechniken entwickelt. Massagen zählen zu den physikalischen Verfahren und werden bei diversen Krankheitsbildern eingesetzt. Bei Osteochondrose kann man allerdings keine einheitliche Empfehlung aussprechen, die für den Einsatz der Massage spricht, da hier die Reaktionen der Patienten sehr unterschiedlich sind.

Und da einige Patienten durch die Massage eine Verstärkung anstatt einer Linderung ihrer Schmerzen erfahren, muss im Einzelfall entschieden werden, inwieweit eine Massage angezeigt ist oder nicht.

Erfahrungsgemäß wird eine Massage als deutlich wohltuender empfunden, wenn diese direkt im Anschluss an eine zuvor durchgeführte Schmerzbehandlung erfolgt. Dies setzt allerdings voraus, dass hier eine klare Absprache zwischen den zuständigen Therapeuten stattfindet, sodass eine reibungslose zeitliche Abfolge ermöglicht wird.

Medikamente

Bei dem Einsatz von Medikamenten bei der Behandlung der Osteochondrose geht es fast immer darum, bestehende Rückenschmerzen zu lindern. Besonders die Beseitigung akuter starker Schmerzen hat hier Priorität.

Je nach Befund ist es sinnvoll, schmerzlindernde, entzündungshemmende oder muskelentspannende Medikamente einzusetzen. Injektionen mit örtlich wirksamen Betäubungsmitteln in den betreffenden Bereich sind eine sehr schnelle Möglichkeit der Schmerzlinderung.

Wie eine individuelle Schmerzbehandlung konkret aussehen kann, lesen Sie in dem Kapitel „Schmerztherapiekonzept".

MedX-Therapie

Die MedX-Therapie wurde von dem Pionier des modernen Krafttrainings, Arthur Jones, in Zusammenarbeit mit der Universität von Florida (USA) entwickelt. Sie hat sich innerhalb weniger Jahre als eine sehr effektive Methode etabliert, wenn es um die Behandlung von chronischen Rückenschmerzen geht. Auch bei der Osteochondrose kann sie zu einer deutlichen Verbesserung der Beschwerden und der Lebensqualität führen.

Die MedX-Therapie hat sich genau das zum Ziel gesetzt, was bei der Behandlung der Osteochondrose bei den meisten Patienten im Vordergrund steht: Das gezielte Muskelaufbautraining und die Stabilisierung der Wirbelsäule. Im Vergleich zu diversen anderen Methoden des Muskeltrainings hat sie den entscheidenden Vorteil, dass durch sie eine isolierte Messung und Therapie der Lendenwirbel- und Halswirbelsäulenmuskulatur erfolgen kann. Dies wird möglich, indem spezielle Übungen an computergestützten Präzisionsgeräten durchgeführt werden, die über einen patentierten Fixierungsmechanismus verfügen und zudem nicht zu einer Belastung der Bandscheiben und Gelenke führen.

Bevor die unter persönlicher Anleitung durchgeführten Übungen erfolgen, ist eine umfangreiche orthopädische Diagnostik angezeigt, um mögliche Kontraindikationen auszuschließen wie z. B. Tumorerkrankungen der Wirbelsäule, nicht ausgeheilte Infektionen oder eine Herzmuskelentzündung. Danach erfolgt eine individuelle Überprüfung der Funktionsfähigkeit und Kraft der Muskeln. Diese Erkenntnisse bilden die Basis für den persönlich zugeschnittenen Therapieplan und als Kontrolle für den Therapieverlauf.

Inzwischen hat sich die MedX-Therapie auch in Deutschland etabliert und ist in speziellen Trainingszentren möglich.

Moorheilbäder

Nur wenige Therapien können eine so lange Tradition aufweisen wie die Moorheilbäder. Schon im 14. Jahrhundert waren die heilungsfördernden Eigenschaften des Moors bekannt und wurden bereits damals für Linderung zahlreicher körperlicher Beschwerden genutzt.

Heute sind Anwendungen mit Moor in entsprechenden Heilbädern (Kurorten) möglich, die aufgrund von vor Ort liegenden Torfgebieten über dieses wertvolle Naturmittel verfügen. Genau genommen ist unter Moor *Torf* zu verstehen. Dieser entsteht, sobald die Moore trockengelegt und abgebaut werden. Durch die anschließende Zerkleinerung und Beimengung von Wasser wird die braune zähe Flüssigkeit gemischt, die in der Medizin als Moorpackungen zur Anwendung kommt und auch als *Fangopackungen* bekannt sind.

Die Indikationen für den Einsatz von Moor sind äußerst vielfältig, dennoch wird es besonders häufig bei der Behandlung von Erkrankungen des Bewegungsapparates, Gelenkbeschwerden, Rheuma, Gicht und bei Frauenerkrankungen verwendet.

Die Verabreichung erfolgt häufig in Form von Wannenbädern, die aus einem sehr dickflüssigen moorhaltigen Brei bestehen. Aber auch Moorpackungen und Moorkneten sind Möglichkeiten, sich die Wirkstoffe des Moors zunutze zu machen. In den Moorheilbädern wird Wert darauf gelegt, dass das Moor täglich frisch aufbereitet wird und dadurch über möglichst reichhaltige Inhaltsstoffe verfügt.

Die Wirkungsweise des Moors wird besonders auf die nachhaltige Tiefenerwärmung zurückgeführt, die dem Körper durch die Anwendung zugeführt wird.

Der Wärmeübergang auf den Körper erfolgt gleichmäßig und schonend, wobei die enorme Wärmeintensität aufgrund einzigartiger Inhaltsstoffe des Moors möglich ist. Diese lassen eine sehr intensive Wärmeentwicklung aufkommen,

die tief ins Gewebe eindringt und für eine Überwärmung der betroffenen Bereiche sorgt. Hierdurch werden sogar schlecht durchblutete Bereiche wie Knorpel und Gelenke erreicht und erwärmt, was sich insbesondere bei der Behandlung der Osteochondrose sehr vorteilhaft auswirken kann.
Zu den bekanntesten und ältesten Kurorten, in denen Mooranwendungen angeboten werden, zählen Bad Aibling, Karlsbad, Marienbad und Franzensbad sowie Bad Doberan.
Aber auch für häusliche Anwendungen eignet sich Moor, denn es gibt entsprechende fertige Moorprodukte für den Hausgebrauch. Allerdings kann dies aufgrund der naturgemäß dunklen Farbe des Moors eine etwas schmutzige Angelegenheit werden. Bequemer ist es, wenn man lokale Anwendungen durchführen möchte. Hierfür gibt es einige verpackte Produkte, die ohne großen Aufwand in einem Wasserbad oder Backofen erhitzt werden können.

Wie von fast allen Behandlungsmethoden bekannt, so sind auch bei den Mooranwendungen mögliche Kontraindikationen im Vorfeld abzuklären, wobei dies hauptsächlich Vollbäder betrifft und sich auf Bluthochdruck und Herzerkrankungen bezieht.

Myroflextherapie®

Unter der Myroflextherapie® (*griechisch mỹs = Muskel*) versteht man eine manuelle Regulationstherapie, bei der es vorrangig um die Muskulatur des Menschen geht. Der Entwickler dieser Therapie, der deutsche Arzt Dr. Kurt Mosetter, hatte sich während seiner zahlreichen Asienreisen umfangreiche Kenntnisse in den Bereichen der Orthopädie, Anatomie, Biomechanik des Bewegungsapparates, Physik, Psychologie und Neurologie angeeignet und 1987 auf dieser Grundlage eine Therapie für verspannte Muskeln erarbeitet. Heute ist sein Behandlungskonzept als Myroflextherapie® bekannt und vereint westliche und fernöstliche Medizin.
Im Prinzip kann man sich die Myroflextherapie® in etwa wie die Akupunktur vorstellen, denn auch bei ihr geht es darum, gezielte Punkte im Körper anzusprechen. Im Unterschied zur Akupunktur setzt der Therapeut allerdings keine Nadeln, sondern seine Hände ein, um die jeweiligen Druckpunkte zu aktivieren, die die jeweiligen Muskeln bzw. Muskelketten am Übergang der Muskel-Sehnen-Knochen betreffen. Dabei wird der manuelle Druck allmählich gesteigert.
Durch die hierdurch aktivierten Reize sollen die Selbstheilungskräfte des Körpers angeregt werden, indem Impulse an das zentrale Nervensystem gesendet werden und im Anschluss daran eine Art „Umprogrammierung" stattfindet. Durch diese Umstellungsreize wird der Körper angeregt, als Folge einer hierdurch erfolgten Balanceherstellung eine Regeneration des Bewegungsapparates anzustreben.

Hierdurch wird erreicht, dass eine Entlastung von Gelenken und Weichteil-strukturen erfolgen kann und die hieraus resultierende Wiederherstellung der funktionstüchtigen Anatomie Symptome gelindert werden, die aufgrund von chronischen Fehlbelastungen und muskelbezogenen symmetrischen Störungen auftreten.

Die Myroflextherapie® wird bei vielen verschiedenen Krankheitsbildern einge-setzt, insbesondere bei Erkrankungen des Bewegungsapparates wie z. B. bei Schulterproblemen, Bandscheibenvorfall, Hexenschuss, Arthrose, chronischen Schmerzen, Halswirbelsäulen-Traumata und Verspannungen.

Wenn beispielsweise Verspannungen im Bereich der Halswirbelsäule behand-lungsbedürftig sind, geschieht dies durch das Massieren von entsprechenden Druckpunkten, die sich z. B. auch im Gesicht und an den Ohren befinden können. Diese sanfte Stimulation führt dazu, dass gezielte Knoten aufgelöst werden, infolgedessen Muskeln, Bänder, Sehnen und Nerven entlastet werden. Wenn durch die Verspannungen stetig ein Schmerzreiz entsendet wird, können die Verspannungen mit der Zeit ausgeschaltet werden.

Wenn die Myroflextherapie® eingesetzt wird, sind mehrere Behandlungs-sitzungen erforderlich. Eine Anwendung dauert bis zu 45 Minuten.

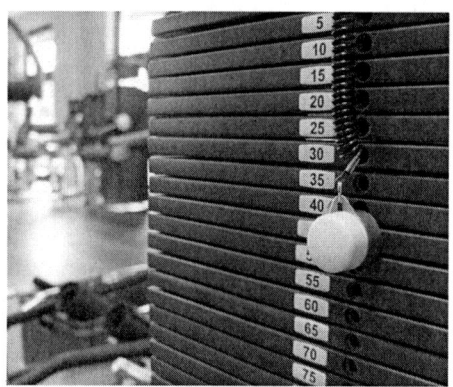

Neuraltherapie

Die „Neuraltherapie nach Huneke" wird bei zahlreichen Krankheiten eingesetzt und ist eine altbewährte Behandlungsmethode der Naturheilkunde, die häufig in Kombination mit anderen naturheilkundlichen Verfahren angewendet wird. Grundsätzlich geht es bei der Neuraltherapie darum, regulierend auf das Nervensystem einzuwirken.

Dabei macht man sich die Tatsache zunutze, dass der gesamte Körper von einem Netz von Nerven in Form von Nervenbahnen durchzogen ist. Diese Vernetzung macht es möglich, dass ein stetiger Informationsaustausch statt-findet, alle Zellen und eine permanente Spannung erreicht werden. Verschiedene Umstände können dazu führen, dass es zu Beeinträchtigungen der Spannungen kommt wie z. B. durch Verletzungen, Narben oder wiederkehrende Entzündungen. Die Entzündungen betreffen unter anderem die Mandeln, Blase, Lunge, Eierstöcke und den Darm.

Geht es nach der Neuraltherapie, so können diverse chronische Erkrankungen störfeldbedingt sein. Die energetischen Störfelder führen zu einer Reizung der umliegenden Nerven, was sich allerdings auch an weiter entfernt liegenden Stellen bemerkbar machen kann. Dieser Mechanismus wird dadurch möglich, dass die Störfelder elektrische Impulse in das Nervensystem entsenden, infolgedessen der Körper mit Schmerzen reagieren kann. Um dies zu unterbinden, hat die Neuraltherapie das Ziel, die über das vegetative Nervensystem vermittelten Störfelder aufzuspüren und anschließend zu beseitigen und die krankmachenden Impulse auszuschalten. Hierdurch kann die Energie wieder fließen und der Selbstheilungsprozess in Gang gesetzt werden.

Damit dieser Mechanismus einsetzen kann, werden bei der Neuraltherapie Injektionen mit Lokalanästhetika in Form von Procain-Injektionen verabreicht. Auch wenn kein Zweifel an dem Wirkmechanismus der Neuraltherapie besteht, so gilt noch nicht als eindeutig geklärt, ob dieser vom Procain oder durch mechanischen Reiz des Nadeleinstichs ausgelöst wird.

Da die Neuraltherapie in der Lage ist, auf bedeutsame Regulationssysteme des Organismus einzuwirken wie auf das Lymph-, Hormon-, Nerven- und Kreislaufsystem, kann sie bei zahlreichen Krankheiten eingesetzt werden wie beispielsweise bei Erkrankungen der Wirbelsäule und Gelenke (u. a. Osteochondrose, Bandscheibenvorfall, Arthrose, Hexenschuss), Erkrankungen des Kopfes (u. a. Schwindel, Trigeminusneuralgie, Migräne, Spannungskopfschmerz) und Erkrankungen der Muskeln (u.a. Muskelschmerzen, Muskelrheuma).

Grundsätzlich gilt die Neuraltherapie als vergleichsweise nebenwirkungsarm. Allerdings kann es in einigen Fällen zu unerwünschten Nebenwirkungen kommen. Meistens sind diese auf Unverträglichkeiten zurückzuführen, die in Verbindung mit dem verwendeten Betäubungsmittel stehen sowie auf tiefere Einstiche. In bestimmten Situationen sollte von dem Einsatz der Neuraltherapie abgesehen werden bzw. eine gewissenhafte Abwägung erfolgen wie z. B. bei schweren Infektionskrankheiten, Bluthochdruck, blutgerinnungshemmenden Medikamenten und Herzerkrankungen.

In der Regel werden bis zu 10 Therapiesitzungen durchgeführt, allerdings ist dies immer Ermessenssache des Therapeuten, der seine Entscheidung von der Indikation und der Intensität des Krankheitsbildes abhängig macht.

Operation

Bevor eine Operation in Erwägung gezogen wird, sollten sämtliche konservative Behandlungsmöglichkeiten ausgeschöpft werden. Erst wenn diese ohne Erfolg verlaufen, die Schmerzen und/oder eine Wirbelsäulenkrümmung weiterhin bestehen bleiben und ein weiterer ungünstiger Krankheitsverlauf zu erwarten ist, sollte ein operativer Eingriff durch einen Neurochirurg in Betracht kommen. Operationen finden bei der Osteochondrose der Wirbelsäule bei 1 % bis 3 % der Patienten statt und umfassen eine Stabilisierungsmaßnahme oder eine Implantation einer Bandscheibenprothese.

Meistens besteht kein akuter Bedarf, eine Operation durchzuführen, sodass man im Vorfeld ausreichend Zeit hat, sich über die Vor- und Nachteile, sowie die Risiken zu informieren. In wenigen Einzelfällen kann jedoch ein dringender Bedarf für einen chirurgischen Eingriff bestehen. Dies ist dann der Fall, wenn z. B. starke Verschiebungen der Bandscheiben vorliegen oder hirnversorgende Gefäße in Gefahr sind.

Abgesehen von diesen dringenden Einzelfällen ist die Operation bei der Osteochondrose das letzte Mittel der Wahl und dies auch nur dann, wenn die Osteochondrose bereits zu beachtlichen Schäden an Bandscheiben und Wirbeln geführt hat und Nerven beeinträchtigt sind. Sie wird auch bei Patienten angewandt, bei denen durch die Osteochondrose knöcherne Auswucherungen entstanden sind, die eine schmerzhafte Reibung verursachen. Ebenfalls ist eine Operation angezeigt, wenn sich der Nervenkanal so verengt zeigt, dass wichtige Funktionsorgane wie die Blase oder der Darm Gefahr laufen, gelähmt zu werden.

Auch die erosive, fortschreitende Osteochondrose benötigt mitunter eine Stabilisierungs-Operation oder das Einsetzen einer Bandscheibenprothese. Ein Bandscheibenvorfall kann ebenfalls einen operativen Eingriff erfordern, da es durch den Austritt des Gallertkerns in den Nervenkanal zur Beeinträchtigung von Nerven kommt, wodurch leicht Lähmungen und Funktionsstörungen entstehen.

Der Nerven- oder Spinalkanal kann durch einen minimalen Eingriff erweitert werden, damit die Nerven ihre wichtigen Informationsaufgaben wieder erfüllen können und Lähmungen aufgelöst werden.

Je nach Degeneration der Bandscheiben und auftretenden Entzündungserscheinungen der Wirbelknochen ist der Einsatz einer Bandscheibenprothese sinnvoll. Derartige Prothesen sind derzeit für die Hals- und Lendenwirbelsäule verfügbar und helfen, Schmerzen zu lindern oder zu beseitigen und die stützende Funktion, sowie die natürliche Beweglichkeit des Bewegungsapparates, aufrechtzuerhalten. Es geht aber auch darum, eine zunehmende Deformation, wie sie durch Verlagerungen von Bandscheiben und Wirbeln auftritt, zu verhindern.

Die Prothese ist eine künstliche Bandscheibe, deren Einsatz mit einem größeren operativen Eingriff verbunden ist. Bei der Osteochondrose kommt sie hauptsächlich in Betracht, wenn der untere Bereich der Lendenwirbelsäule betroffen ist.
Wenn die Prothese eingesetzt wird, muss zunächst die geschädigte Bandscheibe entfernt werden. Um den jeweiligen degenerativen Wirbelkörper zu erreichen, erfolgt der operative Eingriff meistens in Rückenlage. Nach einem Schnitt unterhalb des Bauchnabels führt der Weg an der Bauchhöhle vorbei, bis die Vorderseite der Wirbelsäule erreicht ist. Dieser vereinfacht dargestellte Operationsvorgang macht deutlich, um welch aufwendige Operationstechnik es sich handelt, und dass ein derartiger Eingriff sehr gründlich überlegt sein will. Zu bedenken ist auch, dass in Abhängigkeit an die jeweilige Anatomie des Patienten andere Vorgehensweisen erforderlich sein können, die nicht zwangsläufig weniger aufwendig sind.

Nach der Entfernung des geschädigten Wirbelkörpers wird der hierdurch entstehende freie Raum zwischen den verbliebenen Wirbelkörpern durch eine Bandscheibenprothese ausgefüllt, die anhand eines Röntgenbildes exakt angepasst wird. Durch eine ausgeklügelte Technik und einen speziellen Aufbau ist ein Anwachsen der Prothese an die umliegenden Wirbelkörper möglich. Die Hauptaufgabe der Prothese besteht darin, die Beweglichkeit der Wirbelsäule aufrechtzuerhalten bzw. diese wiederzuerlangen. Hierin unterscheidet sich die Implantation gravierend von der in früheren Jahren üblichen Versteifung der Wirbelsäule deutlich.
Die Aufrechterhaltung der Beweglichkeit wird hauptsächlich dadurch möglich, indem die ursprüngliche intakte Bandscheibenhöhe rekonstruiert wird. Ein weiteres wichtiges Operationsziel besteht darin, die durch die Osteochondrose verlorengegangene Stabilität der Wirbelsäule zurückzugewinnen.
Die Prothesen bestehen aus einem Kunststoff- oder Metallkern, der von zwei beschichteten Metallplatten umgeben ist. Durch diesen sogenannten Bandscheibenkern sind Beugungen nach vorne, hinten und zur Seite möglich.
Neben dem Kunststoff enthalten die Prothesen auch Titan und eine Kobalt-Chrom-Legierung. Wenn ein Verdacht auf mögliche Materialunverträglichkeiten und –allergien besteht, macht es Sinn, sich im Vorfeld einer derart aufwändigen Operation entsprechend untersuchen zu lassen.
Wie bereits erwähnt, war vor einigen Jahren eine Versteifung der Wirbelsäule in dem jeweiligen Bereich die übliche Operationsmethode. Diese hatte bei einigen Patienten die unangenehme Folgeerscheinung, dass die angrenzenden Bandscheiben des versteiften Abschnittes eine Überlastung erfuhren, woraus sich im Laufe der Zeit erneute Rückenschmerzen und ein Verschleiß weiterer Bereiche der Wirbelsäule entwickelten. Trotz dieses bekannten Risikos und der inzwischen verfügbaren modernen Alternative einer Prothesenoperation hat auch heute noch das versteifende Verfahren bei einigen Patienten seine Berechtigung. In erster Linie ist dies der Fall, wenn bestimmte Voraussetzungen für eine Prothese nicht gegeben sind, indem z. B. die Knochenstruktur

keine ausreichende Festigkeit aufweist, ein beginnender Gleitwirbel vorhanden ist oder das Alter des Patienten bereits zu weit fortgeschritten ist.

Ideal für die Prothesenoperation gilt die Altersspanne zwischen 30 und 45 Jahren, wobei auch immer die individuelle gesamte körperliche Verfassung eine Rolle spielt. Bei einigen Patienten kann aufgrund ungünstiger Konstellationen auch gar keine Operation in Frage kommen, nämlich wenn ein Protheseneinsatz nicht möglich ist, und der Patient für eine Versteifung als zu jung gilt. Auch ein akuter Bandscheibenvorfall der Lendenwirbelsäule, Osteoporose und ein Verschleiß der Wirbelgelenke stellen Kontraindikationen für einen derartigen Eingriff dar.

Operationen an der Wirbelsäule werden oft nur in spezialisierten Kliniken durchgeführt, beziehungsweise wird den Patienten empfohlen, eine solche aufzusuchen. Diese Spezialkliniken sind oftmals in der Lage, durch minimalinvasive Eingriffe eine schonendere Operationstechnik durchzuführen. So ist es keine Seltenheit, dass der Patient bereits am zweiten Tag nach der Operation wieder einige Schritte gehen kann.

Nach der Operation ist es wichtig, dass bestimmte Vorsichtsmaßnahmen eingehalten werden. Hierzu gehören unbedingt der Verzicht, Gegenstände mit einem Gewicht mit mehr als 5 Kilogramm zu heben, sowie zu tiefes Sitzen. Der nachhaltige Erfolg der Operation ist auch von der regelmäßigen Durchführung physiotherapeutischer Maßnahmen abhängig.

Bei einem optimalen Heilungsprozess kann die Wirbelsäule durch die Bandscheibenprothese nach einiger Zeit normalen Belastungen ausgesetzt werden. Auch sportliche Aktivitäten sind dann ohne Einschränkungen möglich.

Im Vergleich zu anderen Operationen, bei denen Prothesen eingesetzt werden wie z. B. bei Knien und Hüften, sind die Erfahrungen bezüglich langfristiger Perspektiven und Langzeitstudien bei Bandscheibenprothesen noch nicht sehr umfangreich.

Auch wenn inzwischen vielen Patienten mit Osteochondrose durch den Einsatz einer Bandscheibenprothese geholfen werden konnte, ist ein chirurgischer Eingriff keinesfalls als ein Allheilmittel zu sehen. Nicht immer verläuft die Operation so erfolgreich wie zuvor erhofft, sodass die Schmerzen auch nach dem Eingriff noch vorhanden sein können oder sich eventuell sogar verschlimmern.

Osteopathie

Die Osteopathie wurde 1874 von dem amerikanischen Arzt Andrew Taylor Still (1827 – 1917) entwickelt, indem er sich intensiv mit der Anatomie und dem Funktionieren des menschlichen Körpers beschäftigte. Er stellte bereits damals fest, dass Bewegungseinschränkungen und Störungen der Gelenke und der Weichteil-Komponenten des Bindegewebes (Faszien) auch zu Symptomen in

weiter entfernt liegenden Körperbereichen und Organen führen können. In den USA ist die Osteopathie heutzutage weit verbreitet.
Da die Osteopathie davon ausgeht, dass sich die Gesundheit bzw. Krankheit auch in der Gesamtheit der Muskeln und des Skeletts widerspiegeln, sucht der Therapeut zunächst nach möglichen Störungen in diesem System.
Die Osteopathie ist ein ganzheitliches manuelles Therapieverfahren, bei dem die Hände des Therapeuten das einzige Instrument darstellen und keine Präparate oder Geräte zum Einsatz kommen. Um die möglichen Funktions- und Mobilitätsstörungen des Körpers aufzudecken und zu behandeln, setzt er manuelle Techniken in Form von gezielten Handgriffen ein.

Ziel ist es, hierdurch Blockaden und Verspannungen aufzulösen, sodass der Körper wieder in sein Gleichgewicht zurückfindet und Selbstheilungskräfte mobilisiert werden.
Ärzte und Heilpraktiker dürfen erst nach der Absolvierung einer osteo-pathischen Ausbildung entsprechende Behandlungen durchführen. Qualifizierte Osteopathen sind in dem Berufsverband der Osteopathen Mitglied, sodass man sich hier nach entsprechenden Therapeuten erkundigen kann. Wer gesetzlich versichert ist, kann sich bei seiner Krankenkasse erkundigen, ob eine finanzielle Unterstützung möglich ist. Seit kurzer Zeit haben sich einige wenige gesetzliche Krankenversicherer gegenüber der Osteopathie geöffnet. Eine in der Regel zu erfüllende Voraussetzung ist es, dass die Behandlung von einem nachweislich qualifizierten Osteopathen durchgeführt wird. Die Richtlinien sehen meistens maximal 6 Sitzungen pro Jahr vor.

Physikalische Maßnahmen

Je nach Beschwerdebild kommen bei der Osteochondrose auch physikalische Verfahren zur Anwendung. Wenn akute Schmerzen bestehen, werden in Abhängigkeit von der jeweiligen Situation Wärme wie z. B. Fangopackungen, Bestrahlung, Rotlicht, Elektrotherapie, Massagen und warme Bäder oder Kälte wie z.B. Eis eingesetzt. Auch ein elektrischer Kaltluftgenerator kann für Abkühlung sorgen, indem der hiervon ausgehende Luftstrom zwischen 10 °C und 15 °C beträgt.
Physikalische Maßnahmen, bei denen der Patient eine passive Rolle einnimmt, werden von vielen eher akzeptiert als aktive Maßnahmen. Dies gilt besonders für Personen, für die Bewegung und Sport eher wie Fremdwörter klingen, und die sich erst mit der Zeit auch an aktive Therapiemaßnahmen wie Krafttraining etc. herantasten müssen.

Physiotherapie (Krankengymnastik)

Die Physiotherapie stellt eine unverzichtbare Säule in der Behandlung der Osteochondrose dar. Im Anfangsstadium, ohne eindeutige und anhaltende Schmerzen, ist sie die Behandlungsmaßnahme der ersten Wahl, mit der sich auch langfristig gute Erfolge verbuchen lassen. Die Physiotherapie kann die Erkrankung zwar nicht heilen, aber sie kann dazu verhelfen, dass die Bewegungsfähigkeit des Patienten erhalten bleibt oder verbessert wird. Darüber hinaus sollen Auswirkungen der Krankheit; wie etwa die Schmerzempfindung; gelindert werden.

Die Physiotherapie dient dazu, die betroffene Region der Osteochondrose zu stärken, die Funktionsfähigkeit zu stabilisieren, Muskeln aufzubauen, die Wirbelsäule aufzurichten und bestimmte Muskeln zu kräftigen wie z. B. die rumpfstabilisierende Muskulatur. Außerdem ist es Ziel der Physiotherapie, Fehlstellungen zu korrigieren, eine verbesserte Körperhaltung zu trainieren und rückenschonendes Verhalten zu vermitteln, um die Belastung der Wirbelsäule zu reduzieren. Je nach Situation kann es erforderlich sein, diese Maßnahmen langfristig anzulegen, um dauerhaft eine ausreichende Stütze der Wirbelsäule zu erreichen.

Der Patient wird während der Behandlungseinheiten von einem Physiotherapeuten angeleitet, wie er eine Belastung der erkrankten Region vermeiden kann und seine Bewegungen im Alltag so anpasst, dass er die Wirbelsäule nicht überlastet. Auch Übungen der Rücken- und Haltungsschule, das gezielte Training der Bauchmuskeln und die Schulung der Koordination gehören dazu. All diese Komponenten sollen dazu führen, dass ein rückenfreundlicheres Verhalten mit schonenden Bewegungsmustern erlernt wird, das sich bequem in den Alltag integrieren lässt. Manchmal sind es ganz unspektakuläre Übungen, die zu verblüffenden Verbesserungen führen können.

Inwieweit die Krankengymnastik von Erfolg gekrönt sein wird, hängt entscheidend von der Mitarbeit des Patienten ab, denn er wird von seinem Physiotherapeuten stets dazu angehalten, diese erlernten Übungen und Verhaltensmaßnahmen auch Zuhause weiterzuführen, beziehungsweise in den Alltag zu integrieren. Je konsequenter die Umsetzung, und umso disziplinierter das Verhalten hier erfolgt, umso größer sind die Chancen, das Fortschreiten der Krankheit einzugrenzen. Der Therapeut ist dabei auch auf regelmäßige Rückmeldungen des Patienten angewiesen, denn nur wenn dieser weiß, welche Übungen und Maßnahmen gut tun und welche einem weniger liegen, kann er das Übungsprogramm entsprechend an seinen Patienten anpassen.

Da sich das Krankheitsbild bei jedem Patienten anders äußert, ist es von großer Wichtigkeit, dass die Krankengymnastik an die persönliche Situation und auf das jeweilige Leistungsvermögen zugeschnitten wird. Dabei muss der Therapeut einerseits das Ziel im Auge behalten, durch die physiotherapeutischen Maßnahmen eine Verbesserung des Gesundheitszustandes zu erreichen und insbesondere die Schmerzen zu lindern, andererseits darf er den

Patienten aber auch nicht überstrapazieren, da hierunter schnell die Motivation in Frustration umschlagen kann und infolgedessen die Behandlung frühzeitig abgebrochen wird.

Gut eignen sich Geräteübungen, isometrische Übungen sowie Trainingseinheiten zur gezielten Kräftigung der Muskeln und Dehnübungen. Anfangs sollten möglichst wenige Durchgänge mit geringen Gewichten erfolgen, um eine Überanstrengung zu vermeiden.

Erst im Laufe der Zeit erweist sich eine kontinuierliche Steigerung als günstig und zwar meistens dann, wenn die Patienten ein besseres Körpergefühl entwickelt haben und sich auch anstrengendere Leistungen zutrauen.

Wenn es die körperliche Verfassung aufgrund von starken Schmerzen oder anderer Beeinträchtigungen nicht zulässt, bestimmte Übungen durchzuführen, sollten diese durch andere Trainingseinheiten ersetzt werden. Andernfalls kann es zu einer reduzierten Durchblutung kommen, indem die Schmerzen bestimmte Blutgefäße verengen, was für eine erfolgreiche Therapie kontraproduktiv wäre.

In einigen Fällen wird die sogenannte Schmerz-Rehabilitation gewählt, was so viel bedeutet, dass vor der Ausübung der jeweiligen Übungen eine unmittelbare spezielle Schmerztherapie vorgeschaltet wird. Hierbei kommen in der Regel örtliche Betäubungsmittel in Betracht, die eine zeitlich begrenzte Blockade der betroffenen Nerven bewirken.

Im Rahmen der Physiotherapie werden in der Regel auch die Arbeitsplatzverhältnisse des Patienten genauer unter die Lupe genommen. Lesen Sie hierzu das Kapitel „Arbeitsplatzergonomie – wie sieht ein rückenfreundlicher Arbeitsplatz aus?"

Obwohl regelmäßige krankengymnastische Übungen von enormer Wichtigkeit für den weiteren Krankheitsverlauf der Osteochondrose sind, wird die Dauer der Anwendungen seitens der Krankenkasse zeitlich begrenzt. Aus diesem Grund ist es wichtig, dass man sich vom Therapeuten Übungen zeigen lässt, die auch selbstständig Zuhause durchgeführt werden können. Somit kann die Physiotherapie auch als Hilfe zur Selbsthilfe betrachtet werden.

Man ist also gut beraten, die vom Therapeuten betreute Übungsphase so intensiv wie möglich zu nutzen und nachzufragen, wenn man die eine oder andere Übung oder einen Bewegungsablauf nicht versteht.

Radontherapie

Bei der Behandlung der Osteochondrose gehört die Radontherapie meistens nicht zu den Therapieverfahren, die an erster Stelle der Empfehlungen stehen, dennoch heißt das nicht, dass sie nicht in Frage kommt. Es ist wohl eher davon auszugehen, dass sie schlichtweg vergessen wird.

Die Radontherapie, die auch als *Radonbalneologie, Radoninhalationskur* oder *Radonbad* bezeichnet wird, basiert auf dem leicht radioaktiven Edelgas Radon, das in bestimmten Heilbädern natürlich aus dem Erdboden freigesetzt wird. Das Radon gelangt während des Aufenthaltes in einem radonhaltigen Stollen oder einem Thermalbad über die Atemwege und die Haut in den Körper. Auch beim Quellwassertrinken wird Radon vom Körper aufgenommen. Hier verteilt es sich in gelöster Form, wobei es allerdings keine chemische Bindung im Körper eingeht. Es bewirkt eine Aktivierung des Immunsystems und eine Anregung der körpereigenen Selbstheilungskräfte. Außerdem ist mittlerweile bekannt, dass das Radon zu einer Blockierung von chronischen Entzündungsprozessen führen kann, was sich bei zahlreichen Erkrankungen so positiv auswirken kann, dass bei einigen Patienten eine Dosierung von Schmerzmitteln und Cortison möglich wird.

Nachdem das Radon seine Wirkung vollbracht hat, dauert es ungefähr 3 Stunden, bis es vom Körper gänzlich abgebaut wird.

Erfahrungen mit Radontherapien gibt es schon seit vielen Jahrzehnten, der bekannteste Radonstollen liegt im österreichischen Bad Gastein, der schon seit 1952 als Kureinrichtung genutzt wird. Radonstollen in Deutschland gibt es unter anderem in Bad Münster und Bad Kreuznach.

Auf der Basis langjähriger Erkenntnisse mit der Radontherapie weiß man, dass insbesondere Personen, die von chronischen Erkrankungen des Bewegungsapparates betroffen sind wie z. B. *Osteochondrose, Morbus Bechterew, Arthrose, Osteoporose* und *Rheuma* von einer derartigen Behandlung profitieren können. Auch die *Multiple Sklerose, Trigeminusneuralgie, Bronchitis* und *Atemwegserkrankungen* zählen zu den Indikationen.

Auch wenn es die Radontherapie schon seit so vielen Jahrzehnten gibt, sind die Kritiker nicht weniger geworden. Natürlich sollten bei jeder Therapieform die jeweiligen Vor- und Nachteile betrachtet und abgewogen werden. Bei Radon ist es immer wieder der Hinweis, dass eine natürliche Radonbelastung krebsfördernd wirken kann. Dies ist ohne Zweifel eine richtige Erkenntnis, doch sind hier in erster Linie Menschen betroffen, die sich aus beruflichen Gründen stundenlang und tagtäglich in einer radonhaltigen Umgebung aufhalten.

Bei der Radontherapie ist die Aufenthaltsdauer allerdings in keiner Weise mit derartigen Aufenthalten zu vergleichen, weil die Kur eine Dauer von 4 Wochen und 12 Einfahrten in den Radonstollen in der Regel nicht überschreitet. Eventuell hierdurch auftretende unerwünschte Strahlenbelastungen bewerten Fachleute als äußerst gering. Sie verweisen auf umfangreiche wissenschaftliche Studien und Patientenerfahrungen, bei denen nachweisliche gesundheitliche Verbesserungen erreicht wurden.

Bei der persönlichen Abwägung für oder gegen eine Radontherapie sollte auch immer in die Waagschale gelegt werden, ob aufgrund der Osteochondrose hochdosierte Schmerzmittel eingenommen werden, deren schädliche Nebenwirkungen und mögliche Langzeitfolgen auch bedacht werden sollten. Da eine Radontherapie ohnehin verschreibungspflichtig ist, können derartige Überlegungen mit dem behandelnden Arzt besprochen werden. Er wird auch darüber aufklären, ob eventuell eine Kontraindikation vorliegt, denn unter anderem kommt eine Radontherapie nicht in Frage bei einer Schilddrüsenüberfunktion, bösartigen Tumoren, akuten entzündlichen Prozessen und Schwangerschaft.

Transkutane Elektrische Nervenstimulation (TENS-Therapie)

Diese Therapieform wird von einigen Therapeuten begleitend zur medikamentösen Schmerzbehandlung eingesetzt. Ziel dieser Behandlungsform auf der Basis elektrischer Stimulation der Nerven ist es, die Schmerzen zu lindern oder vollständig zu beseitigen. Bereits seit den 1970-er Jahren ist die TENS-Methode bekannt und hat sich seither insbesondere bei der Behandlung von diversen akuten und chronischen Schmerzen sowie bei Verspannungen bewährt.

Die Anwendung erfolgt durch ein elektrisches Gerät (Niederfrequenzgenerator), das mit Elektroden verbunden ist, die neben der Wirbelsäule in dem vom Schmerz betroffenen Bereich aufgeklebt werden. Über diese Elektroden werden niederfrequente Ströme an den entsprechenden Nerv geführt, sodass eine verstärkte Reizleitung erreicht wird. Die Stimulationsfrequenz kann verändert werden, was zu einem verbesserten Wirkungsmechanismus führen soll. Je nach Ausstattung des TENS-Gerätes können automatisierte Programme eingestellt werden.

Während mit einem hochfrequenten TENS-Gerät (ca. 200 Hertz) das Schmerzsignal auf der Rückenmarksebene blockiert werden soll, wird mit einem niederfrequenten Gerät (2 Hertz) die Freisetzung von Endorphinen und Neurotransmittern angeregt.

Die Grundlage der TENS-Therapie bildet die Annahme, dass bestimmte Nervenfasern der Haut besonders reizempfindlich reagieren und somit in der Lage sind, Impulse besonders schnell an das Rückenmark weiterzuleiten. Diese künstlich hervorgerufenen Impulse treffen vor den eigentlichen Schmerzimpulsen im Rückenmark ein, wodurch die eigentlichen Schmerzimpulse blockiert werden sollen. Aber nicht nur das Auftreten von Schmerzen soll hierdurch verhindert werden, sondern auch das Heraufsetzen der Schmerzwelle ist ein Behandlungsziel. Darüber hinaus wird durch die TENS-Therapie erreicht, dass der Körper schmerzhemmende Substanzen produziert. Diese werden im Gehirn und im Rückenmark ausgeschüttet.

Trotz der überzeugenden positiven Wirkmechanismen sollte nicht unbedacht bleiben, dass Nebenwirkungen durch die TENS-Methode nicht grundsätzlich auszuschließen sind. Insbesondere bei einer falschen Geräteeinstellung, die nicht die individuell erforderliche Stromstärke sowie die Dauer und Anzahl der einzelnen Impulse ausreichend berücksichtigt und falsch angelegte Elektroden können zu unerwünschten Nebenwirkungen führen wie unter anderem zu Hautirritationen, einer Verstärkung der Schmerzen und Spasmen. Insbesondere im Halsbereich sollte die Anwendung sehr sorgfältig erfolgen.

Auch wenn es mittlerweile diverse freiverkäufliche TENS-Geräte für die Heimanwendung gibt, sollte deren Einsatz grundsätzlich mit dem behandelnden Arzt besprochen werden. Er wird auch darauf aufmerksam machen, wenn die TENS-Behandlung nicht angezeigt ist wie beispielsweise bei Epileptikern, Personen mit Herzschrittmachern und Schwangeren. Darüber hinaus ist darauf zu achten, dass die Elektroden nicht auf offene Wunden und erkrankte Hautbereiche platziert werden dürfen.

Stützkorsett

In Einzelfällen und insbesondere bei einer fortgeschrittenen Osteochondrose kommt eine Korrektur der Körperhaltung durch ein Stützkorsett in Frage, um die Wirbelsäule zu entlasten.

Dies kann auch eine sinnvolle Maßnahme sein, wenn die Schmerzen so stark beeinträchtigen, dass eine aufrechte Haltung nur schwer möglich ist und die übrige Beweglichkeit gefördert oder zumindest aufrechterhalten werden soll.

Das Stützkorsett wird begleitend zu anderen Behandlungsmaßnahmen wie beispielsweise dem Muskelaufbau eingesetzt.

Schmerztherapiekonzept

Ist am Anfang vielleicht der Hausarzt oder Orthopäde der richtige Ansprechpartner für die Behandlung der Osteochondrose, so kann sich dies ändern, je mehr die Schmerzen im Mittelpunkt der Krankheit stehen und je weiter die Chronifizierung der Schmerzen vorangeschritten ist. Irgendwann ist womöglich der Punkt erreicht, an dem man sich an einen Facharzt wenden sollte, der sich auf die Behandlung von Schmerzen spezialisiert hat.

Dieser verfügt über eine schmerztherapeutische Ausbildung und kennt sich mit der unterschiedlichen Ausprägung der jeweiligen Schmerzcharakteristik aus. Er leitet eine an die persönlichen Bedürfnisse des Patienten angelehnte Schmerztherapie ein. Diese kann schmerzstillende und entzündungshemmende Medikamente enthalten, aber auch Präparate, die als Muskelrelaxantien wirken. Oftmals kommt aber nicht nur ein einziges Präparat in Frage, sondern die

Behandlung besteht aus einer Kombination, bestehend aus mehreren Methoden.

Bevor der Therapieplan erstellt wird, erfolgt zunächst häufig ein sogenannter Analgetika-Test, der herangezogen wird, um das am besten wirkende Medikament für den jeweiligen Patienten herauszufinden.

Um anschließend ein Schmerztherapiekonzept festzulegen, bietet der 3-Stufen-Therapieplan der WHO eine Orientierungshilfe:

1. Entzündungshemmende Medikamente (Nicht-Opioidanalgetika)

Die erste Stufe des Therapieschemas umfasst frei verkäufliche Schmerzmedikamente. Dieses sind beispielsweise *nichtsteroidale Antirheumatika (NSAR)*, die auf dem Wirkstoff Acetylsalicylsäure basieren wie Aspirin, Diclofenac und Ibuprofen. Letzteres ist derzeit bei einer Dosierung von bis zu 400 mg pro Tablette rezeptfrei erhältlich.

Der Wirkmechanismus der nichtsteroidalen Antirheumatika basiert darauf, dass die Produktion von Prostaglandinen blockiert wird, jenen Substanzen, die für die Entstehung von Schmerzen und Entzündungen verantwortlich sind.

Die Medikamente dieser ersten Stufe werden von vielen Osteochondrose-Patienten zu Beginn ihrer Erkrankung in Eigenregie angewendet, weil viele von ihnen ohne Rezept erhältlich sind. Allerdings stellen die Patienten meistens schnell fest, dass die Schmerzlinderung nicht in dem Maße eintritt, wie erhofft.

Da die Wirkung bereits nach wenigen Stunden wieder nachlässt, falls überhaupt eine eingetreten ist, erfolgt häufig eine mehrmalige Einnahme pro Tag.

Da dies nicht immer ohne Nebenwirkung vonstattengeht, sollte eine Einnahme ohne ärztliche Betreuung nicht länger als 3 Tage erfolgen.

Entscheidet der Arzt, dass eine längerfristige Behandlung angezeigt ist, sollte eine regelmäßige Kontrolle des Magen-Darm-Bereiches erfolgen. Hintergrund ist die Tatsache, dass sich im Laufe der Zeit ein Magengeschwür bilden kann oder eine Schleimhautblutung auftritt. Als vorbeugende Maßnahme werden ergänzend zu den Schmerzmedikamenten magenschützende Präparate verabreicht.

2. Milde Opiate (Niederpotente Opioidanalgetika)

Bei der Osteochondrose ist es in der Regel nur eine Frage von kurzer Zeit, wann die 2. Stufe des Therapieschemas notwendig wird.

Die hier eingesetzten Präparate wirken ähnlich wie Morphine und zeigen eine starke schmerzstillende Wirkung. Hierzu gehören z. B. Wirkstoffe wie Codein, Tramadol und Naloxon.

Der Einsatz von Opiaten wird von den Ärzten immer möglichst lange hinausgezögert, aus Angst vor einem möglichen Suchtpotential.

Erfahrene Schmerztherapeuten verweisen allerdings inzwischen immer mehr darauf, dass die jeweiligen Schmerzmedikamente die entsprechenden Wirkstoffe nur sehr langsam abgeben und kein Rauschzustand entsteht, wie er von der Drogenabhängigkeit bekannt ist.

3. Opiate

Wenn die Schmerzen auch mit den milden Opiaten nicht in den Griff zu bekommen sind, und zu einer starken Beeinträchtigung des Alltags führen, kommt der Einsatz der Stufe 3 in Frage.

Bekanntester Vertreter dieser Medikamentengruppe ist das Morphin. Seine Wirkung dieses starken Opiats erklärt sich damit, dass es im Gehirn und Rückenmark schmerzhemmend wirkt.

Bei einigen Patienten kommt eine Kombinationstherapie zum Einsatz, bestehend aus einem Opiat und einem Dopaminagonisten. Der sich hierdurch einstellende Behandlungserfolg wird darauf zurückgeführt, dass hierdurch eine Schmerzhemmung an verschiedenen Körperstellen erreicht werden kann.

Ein entscheidender Vorteil dieser Kombinationstherapie wird von den Anwendern darin gesehen, dass beide Medikamente geringer dosiert werden können mit dem erfreulichen Nebeneffekt, dass auch das Risiko möglicher Nebenwirkungen gemindert werden kann. Doch auch die Opiate selbst können zu Nebenwirkungen führen, sodass bei einigen Patienten z. B. Übelkeit, Erbrechen, Schwindel oder eine starke Tagesmüdigkeit auftritt. Ein Wechsel auf ein verträglicheres Präparat ist hier oft eine sinnvolle Lösung.

Neben der persönlichen Verträglichkeit hängt die Auswahl eines Opiats auch immer von der Art und Ausprägung der Schmerzen ab. Wenn die Schmerzen in der akuten Phase extrem stark auftreten, sind schnell wirksame Opiate die erste Wahl. Als Dauertherapie werden diese jedoch nicht eingesetzt, stattdessen bevorzugt man hier Retardpräparate. Diese geben den Wirkstoff langsam und gleichmäßig ab, sodass sie sich wesentlich besser für eine kontinuierliche Schmerzbehandlung eignen. Sie werden in Form von Tabletten, Pflastern oder Spritzen verabreicht und sind in der Lage, eine langfristige Schmerzfreiheit zu erreichen.

Bei der Einnahme von Retard-Tabletten ist darauf zu achten, dass diese ungefähr 30 Minuten vor einer Mahlzeit in Verbindung mit 200 ml Wasser erfolgt, weil festes Essen und kalorienreiche Getränke zu einer Beeinträchtigung der Wirksamkeit führen.

Von der Handhabung her bequemer sind opiathaltige Schmerzpflaster. Sie zählen zu den großen Fortschritten der heutigen Schmerztherapie und müssen nur alle 3 bis 7 Tage gewechselt werden. Sie können im Prinzip auf alle Körperteile geklebt werden, bevorzugt werden allerdings Bereiche, die nicht ständig in Bewegung sind wie der Rücken oder Bauch.

Da der Wirkstoff den Magen-Darm-Trakt umgeht, indem er nach seiner Freisetzung direkt ins Blut übergeht, können mögliche Probleme mit dem Verdauungstrakt und hieraus resultierende Medikamentennebenwirkungen häufig vermieden werden. Einziger Nachteil, die Pflaster im Vergleich zu Tabletten aufweisen, ist es, dass kurzfristige Dosisveränderungen nicht möglich sind. Aus diesem Grund sind Pflaster hauptsächlich dann einzusetzen, wenn die Schmerzen keine Schwankungen aufweisen, sondern gleichbleibend sind.

Bei Patienten mit einer Schlafapnoe ist unbedingt darauf zu achten, dass Opiate nicht verordnet werden, weil es hierdurch zu einem reduzierten Antrieb des Atems kommen kann.

Lokalanästhesie

In der Schmerztherapie kann auch die Lokalanästhesie eingesetzt werden. Hierbei werden örtlich wirksame Betäubungsmittel in Form von Injektionen verabreicht. Im Prinzip ist dies nichts anderes als das, was wir auch von einer Zahnarztbehandlung her kennen und als eine örtliche Betäubung bezeichnen. Dieses Verfahren nutzen auch viele Ärzte bei der Behandlung von akuten und chronischen Rückenschmerzen.

Um eine Nervenblockade zu behandeln, kann die Injektion direkt an den jeweiligen Nerv gespritzt werden. Auch das Setzen der Nadel direkt in die schmerzende Körperstelle ist möglich. Wenn die Wirksamkeitsdauer längerfristig angelegt sein soll, kommt ein Katheter in Betracht, der dazu genutzt wird, um über eine Dauer von mehreren Tagen regelmäßige Injektionen zu verabreichen. Der Einsatz dieser Methode ist allerdings nicht unumstritten.

Einige Therapeuten kombinieren die örtlich wirksamen Betäubungsmittel mit entzündungshemmenden Substanzen wie z. B. Cortison.

Gelegentlich kann es bei der Verabreichung von Injektionen zu unerwünschten Komplikationen kommen, über die man sich im Vorfeld im Klaren sein sollte. Hierzu gehören hauptsächlich Schädigungen von Nerven und Gefäßen, die durch ein unsachgemäßes Ansetzen der Nadel eintreten können. Auch eine Infektion, die als Folge von Bakterien entsteht, kann in Einzelfällen ausgelöst werden.

Begleitende Maßnahmen

Viele Therapeuten behandeln Schmerzen nicht ausschließlich auf der Basis dieses 3-Stufenkonzeptes, sondern ergänzen die Behandlung noch durch weitere Maßnahmen. Häufig sind dies Medikamente, die eigentlich für die Therapie von Depressionen oder Krampfleiden vorgesehen sind, aber auch gute Erfolge bei der Schmerzbewältigung erzielen können.

Im Einzelnen sind dies Antidepressiva, Antiepileptika, Neuroleptika und Psychopharmaka. Sie kommen auf allen Stufen des 3-Stufenkonzeptes zum Einsatz und verfügen über eigene schmerzhemmende Eigenschaften. Da diese in der Lage sind, dass die Schmerzsignale im Körper weitergeleitet werden, können sie auch bei der Behandlung der durch Osteochondrose ausgelösten Schmerzen gute Erfolge erzielen.

Bei den Antidepressiva ist der Wirkmechanismus darauf zurückzuführen, dass Schmerzen und Depressionen biologisch betrachtet vergleichbar sind, denn bei beiden Krankheitsbildern entsteht ein Ungleichgewicht von Botenstoffen, die es auszubalancieren gilt. In beiden Fällen führt man die fehlende Substanz in Form von Medikamenten zu, die nicht ausreichend synthetisiert wird.

Weitere positive Effekte der Antidepressiva stellen sich dadurch dar, dass sie bei vielen Patienten nicht nur dazu verhelfen, aus dem Schmerzkreislauf herauszufinden, sondern auch einen leichteren Umgang mit der Erkrankung ermöglichen und die Stimmung aufhellen.

Wenn Patienten sehr stark von Verspannungen der Muskulatur betroffen sind, können hier muskelentspannende Medikamente Linderung verschaffen und so dazu beitragen, den Kreislauf der Schmerzen zu durchbrechen.

Eine optimale Schmerztherapie sollte neben den schulmedizinischen Maß-nahmen auch immer die Möglichkeiten der Naturheilkunde einbeziehen, die oftmals auch sehr erfreuliche Verbesserungen erreichen können. Wenn diese in Kombination mit schulmedizinischen Maßnahmen erfolgen, kann dies häufig zu einer Reduzierung der synthetischen Medikamente führen.

Möglich ist dies beispielsweise auch durch bestimmte elektrische Ströme wie Gleichstrom oder Wechselströme. Seit einigen Jahren haben sich in diesem Bereich insbesondere die sogenannte Transkutane Elektrische Nervenstimu-lation (TENS-Therapie), DENAS-Therapie, und die Hochtontherapie etabliert.

Als schmerzlindernd können sich auch die Akupunktur, Neuraltherapie, Cranio-Sacral-Therapie, Chiropraktik und Myroflextherapie® auswirken. Auch eine Hypnose kann Linderung bei Schmerzen schaffen. Dies ist heutzutage in Selbstanwendung zuhause möglich. Hierzu legt der Betroffene eine entsprechende Audio-CD ein und lässt sich vom Hypnotiseur entsprechend leiten. Entsprechende CDs sind vor dem Kauf sorgfältig zu prüfen und sollten aus Deutschland kommen. Die Hypnose-CD installiert in Ihrem Geist einen Schmerzfreischalter, welcher Ihnen hilft, aktiv den Schmerz zu kontrollieren bzw. abzuschalten. Zusätzlich wird auch ein Befehl zur Rückkehr in den Normalzustand installiert, damit nach einer geglückten Behandlung alles wieder seinen normalen Weg gehen kann. Hypnotische Trancen senken Blutdruck und Herzfrequenz. Bitte benutzen Sie diese Hypnose-CD nicht, wenn Sie unter einer bipolaren Erkrankung leiden, Epileptiker sind, Asthma haben oder sich in einem von Drogen oder Alkohol herbeigeführten Rausch befinden.

Die Anwendung einer Schmerzfrei-Hypnose kann bei der gleichzeitigen Einnahme von Antidepressiva wirkungslos sein. Das Schmerzfreistellen einer bestimmten Stelle Ihres Körpers dient lediglich der Überbrückung um zum

Beispiel schmerzfrei einschlafen zu. Bitte nutzen Sie dieses mächtige Instrument nicht aus, um eine schmerzende Stelle dauerhaft zu betäuben. Wir empfehlen die Hypnosetherapie „Schmerzkontrolle" von Thomas Pfennig, die Sie im Internet unter **http://www.schmerzkontrolle-durch-hypnose.ersa-verlag.de** beziehen können.

Schmerzlindernde Körperhaltung

In einer akuten Schmerzphase können die Schmerzen so unerträglich sein, dass man kaum eine Körperposition findet, in der man glaubt, den Zustand aushalten zu können. Umso wichtiger ist es, einige Maßnahmen parat zu haben, die die Schmerzen in dieser akuten Phase etwas lindern.
Die meisten Betroffenen empfinden Gehen oder Liegen als deutlich erträglicher als Sitzen oder Stehen. Zwangsläufig verbringen viele Patienten die Zeit dieser akuten Phase in liegender Position. Allerdings sollte hier für regelmäßige Abwechslung gesorgt werden, indem die Liegeposition häufig geändert wird, aber auch, dass nach einer halbstündigen Ruhephase im Liegen ein paar Minuten Gehen folgt. Hierbei ist es sehr hilfreich, wenn man sich mithilfe von Nordic Walking-Stöcken bewegt.

Welche liegende Position die beste ist, kann nicht pauschal gesagt werden, weil das Empfinden hier sehr unterschiedlich ist. Doch viele Betroffene mit akuten Rückenschmerzen profitieren von einer Bauchlage, bei der der Oberkörper leicht erhöht liegt.
Wer eine Rückenlage bevorzugt, sollte für eine Stufenlagerung sorgen, bei der die Hüfte und Knie in einem 90 °-Winkel positioniert werden. Um die Waden hoch zu lagern, eignet sich ein kleiner Hocker oder ein Kissenstapel.
Als schmerzlindernd wirken auch sehr einfach durchzuführende Entlastungsmaßnahmen. Hierfür nimmt man einen Sitzball zur Hilfe und begibt sich in den Vierfüßlerstand, der Oberkörper liegt auf dem Sitzball.
Wer keinen Sitzball zur Verfügung hat, kann sich auf dem Boden in Rückenlage begeben und die abgewinkelten Beine auf einem Stuhl ablegen.

Schmerzklinik

Besonders effektive Behandlungsergebnisse kann man erwarten, wenn man sich in eine Schmerzklinik begibt, wo ein mehrwöchiger Aufenthalt erfolgt und eine sehr engmaschige ärztliche Betreuung möglich ist.
Durch den täglichen Kontakt zwischen Arzt und Patient können die Behandlungsergebnisse kurzfristig ermittelt werden, sodass schnelle Anpassungen machbar sind und am Ende des Aufenthaltes ein möglichst wirksames Schmerztherapiekonzept existiert.

Nicht immer ist die Schmerzbehandlung erfolgreich

Eine Schmerzbehandlung ist eine äußerst individuelle Angelegenheit und stellt für den Therapeuten immer eine große Herausforderung dar. Die Behandlung von Schmerzen ist von Natur aus sehr schwierig, denn zu individuell sind ihre Erscheinungsform und das jeweilige Schmerzempfinden. So gibt es kein Patentrezept, das für alle Patienten gleichermaßen erfolgversprechend und nachhaltig wirkt.

Nicht immer ist es somit möglich, die erhoffte Schmerzfreiheit zu erreichen. Manchmal ist man schon froh, wenn die Schmerzen auf ein erträgliches Maß reduziert werden können, um die beeinträchtigte Lebensqualität zu verbessern.

Der Weg einer erfolgreichen Schmerzreduzierung geht nicht immer geradeaus. Manche Überraschung wird sich einstellen, positiv wie negativ. So ist es oft unverzichtbar, durch persönliches Ausprobieren das möglichst effektivste und verträglichste Medikament herauszufinden. Gleiches gilt für die passende Dosierung und die möglichen Kombinationen mit anderen Medikamenten und begleitenden Therapiemöglichkeiten.

Die Geduld des Patienten wird dabei so manches Mal auf die Probe gestellt, was unweigerlich daran erinnert, warum man eigentlich Patient ist, denn übersetzt heißt *Patient* ja schließlich nichts anders, *als Geduld zu haben*.

All dies macht auch deutlich, dass ein intensives Mitwirken des Patienten unverzichtbar ist. Hierauf ist schließlich auch der behandelnde Arzt angewiesen, denn er kann am Ende auch nur so gut sein, wie er mit den notwendigen Informationen „gefüttert" wird. Er ist auf Rückmeldungen des Patienten angewiesen, nur so hat er die Möglichkeit, korrigierende Maßnahmen zu ergreifen.

Bewegung

Grundsätzlich ist bei der Schmerztherapie zu bedenken, dass sie nie die Ursache der Erkrankung behandelt. Somit ist es immer zwingend erforderlich, gleichzeitig weitere Maßnahmen in das Therapiekonzept mit einzubeziehen. Insbesondere sollte gleichzeitig eine gezielte individuell angepasste Bewegungstherapie erfolgen.

Lesen Sie auch das Kapitel „Bewegung und Sport bei Osteochondrose der Wirbelsäule".

Keine Eigenregie bei medikamentöser Schmerzbehandlung

Eine Schmerzbehandlung gehört grundsätzlich in professionelle Hände und sollte niemals in Eigenregie erfolgen, dies gilt insbesondere für die medikamentöse Therapie.

Dies macht auch der jüngste Vorstoß des Bundesinstituts für Arzneimittelsicherheit (BfArM) deutlich. Hierbei geht es darum, frei verkäufliche Schmerzmittel bald nur noch in kleinen Packungsgrößen zuzulassen, die maximal für eine Behandlungsdauer von 4 Tagen ausreichen. Hintergrund dieser geplanten neuen Verordnung (Stand Juni 2012) ist die Tatsache, dass bislang viele Menschen ohne ärztliche Begleitung Schmerzmedikamente einnehmen und dies über einen langen Zeitraum hinweg. Hier will der Gesetzgeber trotz des Widerstands der Pharmaindustrie bald einen Riegel vorschieben, weil in der Vergangenheit allzu oft gefährliche und behandlungsbedürftige Nebenwirkungen aufgetreten sind.

Tatsächlich wissen die meisten Menschen nur sehr wenig über die möglichen Nebenwirkungen gemäß dem Motto „was frei verkäuflich ist, kann ja nicht großartig schaden". Die Realität jedoch zeigt sich anders, indem jährlich geschätzte 3.300 Patienten aufgrund der sorglosen Einnahme von Schmerzmedikamenten im Krankenhaus behandelt werden müssen. Auch tödliche Ausgänge aufgrund eines Missbrauchs der Schmerzmedikamente sind nicht auszuschließen. Die derzeit bekannten Zahlen über die Negativfolgen unsachgemäßer Schmerzmitteleinnahmen sind nur sehr vage, aber Fachleute gehen davon aus, dass sie mit großer Wahrscheinlichkeit noch wesentlich höher liegen als dies im Allgemeinen bekannt ist.

Zu den besonders häufig auftretenden Nebenwirkungen zählen Magenschmerzen, aber auch Magengeschwüre können sich mit der Zeit entwickeln. Personen mit Bluthochdruck laufen Gefahr, dass dieser in gefährlichem Maße ansteigt. Auch eine Einschränkung der Nierenfunktion und akutes Nierenversagen sind möglich. Es ist anscheinend nur noch eine Frage der Zeit, wie lange die herkömmlichen Großpackungen von zunächst harmlos wirkenden Medikamenten wie z. B. Aspirin und Ibuprofen in unseren Apotheken noch erhältlich sein werden.

Dieser Gesetzesvorstoß macht allzu deutlich, wie wichtig es ist, sehr verantwortungsvoll und gewissenhaft mit Schmerzmedikamenten umzugehen. Und er zeigt auch, dass man sich in professionelle medizinische Hände begeben sollte. Hinzu kommt, dass frei verkäufliche Schmerzmedikamente bei der Behandlung der Osteochondrose bei vielen Betroffenen nur unzureichend wirken und nicht hoch genug dosiert sind, um die Schmerzen derart zu lindern, dass man sie besser ertragen kann oder ganz abgestellt werden.

Die Osteochondrose-Therapie der Wirbelsäule mit Mineralstoffen unterstützen

Schon vor vielen Jahrzehnten wiesen bekannte und seinerzeit führende Ernährungswissenschaftler wie unter anderem F.X. Mayr, Friedrich Sander und Dr. Maximilian Bircher-Brenner auf die Notwendigkeit eines ausgeglichenen Mineralstoffhaushaltes hin. Für sie bestand schon damals das Fundament eines gesunden Körpers in einem ausgeglichenen Säure-Basenhaushalt. Dieser liegt vor, wenn sich der pH-Wert des Körpers im leicht basischen Bereich zwischen 7,2 und 7,5 befindet.

Leider ist diese Erkenntnis im Laufe der vergangenen Jahrzehnte zunehmend in Vergessenheit geraten und findet in der heutigen Mainstream-Medizin keinerlei Berücksichtigung. Die hieraus resultierende Konsequenz ist aus naturheilkundlicher Sichtweise erschreckend. Denn hier geht man davon aus, dass heutzutage über 90 % der Bevölkerung in Industrienationen unter diesen leicht basischen Werten liegen. Demnach weisen die meisten Menschen einen sauren pH-Wert von 5,4 oder noch niedriger auf und sind somit von einer Übersäuerung betroffen.

Erst durch den vehementen Einsatz einiger naturheilkundlich orientierter Ärzte und Heilpraktiker ist das Thema Übersäuerung und dem damit einhergehenden Mineralstoffmangel als Grundlage zahlreicher Erkrankungen wieder mehr in den Fokus gerückt. So wird dieser Aspekt in der Naturheilkunde immer öfter bei der Behandlung chronischer Erkrankungen wie z. B. der Osteochondrose einbezogen.

Bei der Osteochondrose der Wirbelsäule geht man aus naturheilkundlicher Sichtweise davon aus, dass eine Unterversorgung mit Mineralstoffen nicht nur zu einer Verstärkung, sondern auch zur Entstehung der Osteochondrose führen kann. Umgekehrt bedeutet dies, dass ein Ausgleich dieses Nährstoffdefizits zu einem positiven Krankheitsverlauf verhelfen kann.

Eine Übersäuerung hat nichts mit sauren Speisen zu tun, sondern bezieht sich auf den physikalischen Säure-Basenhaushalt des Körpers. Unser Körper besteht aus „sauren" und „basischen" Bereichen. Blut und die Zwischenzellflüssigkeit, die für die Bandscheiben eine wichtige Rolle spielt, gehören hierzu. Ein ausgeglichenes Säure-Basen-Verhältnis ist für die Gesundheit und die Zellversorgung von großer Bedeutung.

Durch eine Übersäuerung entstehen Verhärtungen im Knorpel, die es den Nährstoffen erschweren, hindurch zu dringen. So bleiben die untersten Schichten unterversorgt, was den Zerfall zur Folge hat, aber auch die Knochen und Gelenke werden durch das Mineralstoffdefizit beeinträchtigt.

Fehlen also die basischen Mineralstoffe zu großen Teilen, dann wird eine Osteochondrose begünstigt. Die krankhaften Veränderungen von Knorpel und Knochen, wie sie im Rahmen der Osteochondrose der Wirbelsäule auftreten, sind also auch im Zusammenspiel der zellinternen Nährstoffversorgung, die Zellbildung und die Zellregeneration, zu sehen.

Wenn wir nun in unseren Körper eintauchen und genauer hinsehen, dann zeigt sich, wie sehr Muskeln und Knochen zusammenarbeiten, damit wir uns überhaupt bewegen können. Auch die Knochen sind am Mineralstoffaustausch beteiligt und für die Blutbildung durch das Knochenmark wichtig. Hier entstehen die roten und weißen Blutkörperchen und die Blutplättchen. Die Knochenzellen verbinden sich untereinander durch Zellfortsätze, über eigene Blutgefäße erfolgt die Aufnahme von Mineralstoffen und Sauerstoff.

Damit unsere Bewegungen alle koordiniert und zusammenhängend erfolgen können, sind Knorpelverbindungen und Gelenke von großer Bedeutung. Die Bandscheiben übernehmen die wichtige Pufferfunktion für Belastungen aller Art, die auf die Wirbel einwirken. Durch degenerative Veränderungen der Knorpel und Wirbel, wie sie durch die Osteochondrose entstehen, wird der Stützapparat gefährdet und geschwächt.

Betrachtet man sich den Aufbau einer Bandscheibe genauer, dann lässt sich der Zusammenhang zwischen Mineralstoffdefiziten und Osteochondrose besser verstehen. Zwischen zwei Wirbeln befindet sich jeweils eine Bandscheibe, die aus einem festen Faserknorpel besteht und einen weichen, gallertartigen Kern mit Flüssigkeit besitzt, der den Faserknorpel mit wichtigen Mineral- und Nährstoffen versorgt. Diese Flüssigkeit enthält einen sehr hohen Wasseranteil.

Durch Druckbelastung auf die Bandscheiben geht die Flüssigkeit verloren, bei Entlastung kann diese Flüssigkeit wieder aus den Gefäßen im umliegenden Gewebe aufgesaugt werden. Die Bandscheiben sind so konzipiert, dass durch die Be- und Entlastung die optimale Nährstoffversorgung erfolgen kann. Der Bandscheibenknorpel verfügt, wie alle Knorpelanteile im Körper, nicht über eigene Blutgefäße und kann die wichtigen Nährstoffe nur über den Druckwechsel passiv aufnehmen. Ist diese Funktion z. B. durch Bandscheibenschäden stark beeinträchtigt, oder kann keine Flüssigkeit mehr vom Gallertkern aufgenommen werden, weil der Druckwechsel nicht mehr ordnungsgemäß stattfindet, dann unterbleibt auch die Versorgung mit wichtigen Nähr- und Mineralstoffen.

Auch für den Stoffwechsel der Zellen ist der stattfindende Druckwechsel in den Bandscheiben wichtig. Bewegen wir uns zu wenig, dann können Schlackenstoffe nicht abtransportiert werden, die Aufnahme frischer Nährstoffe und von Sauerstoff unterbleibt.

Ebenso, wie sich eine Überbelastung der Bandscheiben negativ auswirkt, so führt auch der Bewegungsmangel zu einem Mineralstoffdefizit. Der Bandscheibenkern verliert jedoch auch mit zunehmendem Alter an Elastizität und Flüssigkeit. Gefäßverengungen durch Ablagerungen können den Transport von Mineralstoffen in die Gefäße der Wirbelkörper erschweren. So gelangen Flüssigkeit und Mineralstoffe nur erschwert oder überhaupt nicht in die Bandscheiben. Bei anhaltender Belastung, ohne ausreichende Flüssigkeit und Nährstoffe, ist der Schaden für die Bandscheibe vorprogrammiert. Es kommt daher bei der Vorbeugung bzw. dem Fortschreiten der Osteochondrose wesentlich auf das Zusammenspiel von richtiger Haltung, Bewegung und Nährstoffversorgung an. Letztere muss über ausreichende Mengen an Mineralstoffen und somit basischen Elementen verfügen, um den Knorpel zu versorgen. Der menschliche Organismus kann zwar auch selbst Mineralstoffe produzieren, aber meistens nicht in ausreichender Menge, um die Zellversorgung zu garantieren. Zudem werden Mineralstoffe vom Körper schnell verbraucht, weshalb zügiger Nachschub gewährleistet sein sollte.

Ziel sollte es also sein, ein gesundes Gleichgewicht aus basischen und sauren Mineralstoffen in der Nahrung zu gewährleisten. Dies kann durch die erhöhte Zufuhr mit basischen Mineralstoffen wie Calcium, Natrium und Magnesium sowie eine basisch orientierte Ernährungsweise erreicht werden. Denn auch die zugeführten Nahrungsmittel haben einen großen Anteil daran, ob ein Mineralstoffmangel und somit eine Übersäuerung eintreten kann. Hierbei ist zu beachten, dass säurefördernde Nahrungsmittel nicht zwangsläufig Säuren enthalten. Vielmehr geht es darum, welche Nahrungsmittel im Körper sauer verstoffwechselt werden. So können aus ursprünglich basischen Produkten während des Verdauungsprozesses saure Substanzen entstehen. Welche das sind, kann man anhand entsprechender Säure-Basentabellen ersehen, andere Hilfsmittel hierzu gibt es leider nicht. Denn auch am Geschmack, Aussehen oder Geruch der Lebensmittel ist nicht zu erkennen, ob sie im Körper basen- oder säurebildend wirken.

Zur Orientierung ist es hilfreich, wenn man sich zumindest die stärksten Säurebildner merkt und deren Verzehr stark reduziert. Hierzu gehören hauptsächlich alle tierischen Lebensmittel einschließlich Fleisch, Wurst, Fisch, Milch und Eier sowie Kaffee, schwarzer Tee, Backwaren, Zucker, Alkohol, Zusatzstoffe in Lebensmitteln und kohlensäurehaltige Getränke. Aber auch Giftstoffe wie Quecksilber, Blei und Palladium sowie schädliche Substanzen, die durch Bakterien, Viren und Pilze entstehen, tragen zur vermehrten Säurebildung bei. Darüber hinaus leisten auch psychische Belastungen wie Angst, Probleme und Stress sowie säurebildende Mineralstoffe wie z. B. Phosphor, Jod und Schwefel einen wesentlichen Beitrag zur Übersäuerung.

Bei Alkohol, Nikotin und Drogen aller Art ist zu beachten, dass sie nicht nur säurebildend wirken, sondern zudem wichtige Mineralstoffe verbrauchen. Statt dieser nährstoffraubenden und säurebildenden Substanzen und Lebensmittel sollte das Augenmerk auf basenbildende Nahrungsmittel gerichtet werden. In erster Linie sind dies Obst und Gemüse. Diese natürlichen Lebensmittel bilden die Grundlage einer basenüberschüssigen Ernährungsweise und sollten ungefähr einen Anteil von 80 % ausmachen.

Da der Körper für einen funktionierenden Stoffwechsel auch einen geringen Säureanteil benötigt, besteht das ideale Verhältnis aus 80 % Basen- und 20 % Säureprodukten. Der Säureanteil sollte durch den Nahrungsverzehr keinesfalls höher ausfallen, denn neben den säurebildenden Lebensmitteln und diversen äußeren Einflüssen bildet der Körper auch selbst regelmäßig Säuren. Beispiele sind hier die Zellatmung, bei der Kohlensäure entsteht und Blähungen und andere Verdauungsstörungen, bei denen es zur Produktion von schädlichen Säuren kommt.

Das richtige Ernährungsprogramm aufzustellen, ist für den Laien gar nicht so einfach und bedarf besonders in der Umstellungsphase häufig professioneller Unterstützung durch einen erfahrenen Therapeuten oder Ernährungsberater.

Neben der basenüberschüssigen Ernährungsweise mit viel Obst und Gemüse helfen auch regelmäßige Bewegung und die Zufuhr von Nahrungsergänzungsmitteln, die die benötigten Mineralstoffe enthalten.

Wichtig ist allerdings auch, dass neben der Vermeidung von säurebildenden Lebensmitteln auch darauf geachtet wird, andere säurefördernde Faktoren wie insbesondere Stress, Überlastung und Kummer auszuschalten. Entspannungsprogramme, weniger Hektik und mehr Selbstorientierung wirken der Säurebildung entgegen und beeinflussen den gesamten Organismus positiv.

Ein weiterer wichtiger Aspekt ist eine ausreichende Versorgung mit Wasser, denn ein Mangel behindert den wichtigen Nährstofftransport im Körper. Auch das Ausschleusen von schädlichen Substanzen und angesammelten Säuren ist von einer ausreichenden Wasserversorgung abhängig.

Dieses Ausscheiden sollte möglichst durch physikalische Maßnahmen wie basische Umschläge, Körperwickel oder Strümpfe und Entsäuerungsbäder unterstützt werden. Auch durch regelmäßiges Saunieren oder durch Sitzungen in einer Infrarotkabine wird der Übersäuerung sehr effektiv entgegengewirkt.

Unterstützung der Mineralstoffversorgung mit Basenmitteln

Wer durch die Zufuhr von Mineralstoffen seinen Säure-Basenhaushalt unterstützen möchte, wird über kurz oder lang auf sogenannte *Basenmittel* stoßen. Innerhalb der letzten 10 Jahre hat es in diesem Bereich eine rasante Entwicklung gegeben, sodass es für den Laien kaum möglich ist, sich hier einen seriösen Überblick zu verschaffen.

Je nach Hersteller bestehen die Produkte aus einer Kombination von Magnesium, Calcium, Natrium, Kalium und weiteren basischen Vitalstoffen. Auch wenn einige Verkaufsversprechen sehr verheißungsvoll klingen oder ein Präparat deutlich preiswerter erscheint als ein anderes, so sollte man bei der Auswahl auf einige Dinge achten und besonders das Kleingedruckte lesen.

Von großer Bedeutung sind auf der einen Seite die verwendeten Hilfsstoffe, die unter anderem zur Verbesserung des Geschmacks enthalten sind. Besonders häufig ist Milchzucker vorhanden, der allerdings nicht von allen Menschen vertragen wird, insbesondere, wenn eine Laktoseintoleranz vorliegt. Doch noch schwerer wiegt fast die Tatsache, dass viele Basenmittel auf der Basis von Carbonaten produziert werden. Bei der Einnahme dieser Präparate läuft man Gefahr, dass dies zu einer Alkalisierung der Darmflora führt und eine bedeutende Verschlechterung der Verdauungsleistung mit sich bringt. Auch der Einfluss auf die Magensäure durch derartige Basenmittel wird inzwischen eher kritisch gesehen, indem eine Neutralisierung durch carbonathaltige Basenmittel erfolgen kann. Dies führt dazu, dass die aufgenommene Nahrung durch die Magensäure nicht ausreichend aufgespalten werden kann, der Darm hierdurch zusätzlich belastet wird und den pH-Wert im Darm in die Höhe treibt. Denn ausgerechnet der Darm gehört zu den wenigen Bereichen des Körpers, wo ein saures Milieu erforderlich und ein basisches unbedingt zu vermeiden ist.

Viele Therapeuten favorisieren aus diesem Grund inzwischen Basenmittel, die frei von Zusatzstoffen wie Milchzucker und Saccharose sind, und nicht auf Carbonatbasis hergestellt werden, sondern stattdessen Citrate enthalten.

Bewegung und Sport bei Osteochondrose der Wirbelsäule

Bei der Osteochondrose der Wirbelsäule ist die wichtige Funktion der Bandscheiben eingeschränkt, Muskelmasse im Bereich der Osteochondrose wird abgebaut, der Stützmechanismus verliert seine Stabilität. Wird Bewegung von den Patienten dauerhaft und auch nach dem Abklingen der akuten Schmerzen vermieden, kommt es unweigerlich zu einer Verstärkung des Verschleißes und des gesamten Krankheitsbildes. Bewegung wird zunehmend schwieriger und eingeschränkter, umso verständlicher sind die Bedenken, die im Rahmen der Osteochondrose aufkommen, wenn es um das Thema Sport geht.

Kann man trotz der Krankheit Sport treiben, oder ist die Osteochondrose sogar eine Kontraindikation, um eine Sportart auszuüben?

Grundsätzlich ist zu sagen, dass Bewegung und Sport einen wesentlichen Beitrag dazu leisten, die Gesundheit der Wirbelsäule zu unterstützen, denn um die Belastbarkeit zu verbessern, ist die Wirbelsäule auf regelmäßige Belastungsreize angewiesen.

Hier spielt insbesondere der Aufbau von leistungsfähigen kräftigen Muskeln eine wesentliche Schlüsselrolle, was auch als Schaffung eines Muskelkorsetts bezeichnet wird. Dies betrifft alle Muskeln der Wirbelsäule, gezielt sollten sie allerdings im Bereich um die erkrankten Körperstellen herum aufgebaut werden, sodass wichtige Stützfunktionen übernommen und die Bandscheiben entlastet werden können.

Bei der Osteochondrose der Wirbelsäule kommen mehrere Faktoren zum Tragen, die auch die Bewegung beeinflussen. Oftmals leiden Patienten auch unter Verspannungen, entsprechende Bewegungstherapien sind hier angezeigt, die in der Physiotherapie angewendet werden wie Massagen, Wärmeanwendungen, Fango und Rotlicht. Gleichzeitig regenerieren sich die Muskeln langsam und können dann weiter trainiert werden.

Rücken- und Bauchmuskulatur werden durch gezielte Übungen gekräftigt und aufgebaut. So etwas geht natürlich nicht von heute auf morgen. Erst über einen Zeitraum von mehreren Monaten stellen sich die größeren Erfolge ein. Der Alltag sollte so weit wie möglich in die Bewegungsmaßnahmen einbezogen werden. Treppen statt Fahrstuhl, Fahrrad statt Auto und der Spaziergang am Abend tragen ebenfalls zur Gesundheit der Wirbelsäule bei.

Eine besondere Situation besteht, wenn akute starke Schmerzen auftreten. Bewegungen sind in diesem Zustand kaum möglich. Im akuten Fall ist eine Bewegung für den Patienten nicht möglich und macht auch wenig Sinn. Die Ruhigstellung der betroffenen Körperteile ist hier angeraten.

Auch wenn es im ersten Augenblick widersprüchlich klingt, so kann es allerdings in einigen Fällen sinnvoll sein, trotz der Schmerzen für regelmäßige Bewegung und gezieltes Training zu sorgen, um Besserung zu erreichen und dem Fortschreiten der Krankheit entgegenzuwirken. Hier kommt eine Kombination aus gezielter Schmerztherapie und Physiotherapie zum Tragen. In einigen Fällen kann auch ein Stützkorsett Linderung verschaffen und dazu beitragen, dass der Patient nicht an das Bett gefesselt ist und gehen kann, sodass einige sehr leichte Übungen möglich werden.

Damit dem Fortschreiten der Krankheit möglichst erfolgreich entgegengewirkt wird, ist der frühzeitige Beginn mit regelmäßiger Bewegung bei der Osteochondrose sehr wichtig. Geschieht dies nicht, können sich Lähmungen, Missempfindungen und weitere Einschränkungen einstellen, die im schlimmsten Fall einen operativen Eingriff erfordern. In der Behandlung der Osteochondrose soll aber genau das, so gut es möglich ist, verhindert werden. Somit sollte sich auch der Patient seiner Verantwortung und Mitwirkungspflicht bewusst sein.

Nach den ersten therapeutischen Bewegungsmaßnahmen ist es von großer Bedeutung, dass die Übungen Zuhause konsequent durchführt und erweitert werden. Die Rückenschule zum gezielten Muskelaufbau spielt hierbei eine große Rolle, ebenso wie spezielle Wirbelsäulengymnastik. Von Therapeuten angeleitete Übungskurse, die auch von vielen Krankenkassen angeboten werden, eignen sich für den Einstieg am besten, weil hierdurch von vornherein Fehler vermieden werden können.

Nur das richtige Training bringt hier den Erfolg. Auch die Bauchmuskulatur sollte durch Gymnastik trainiert werden. Dazu genügen wenige Minuten am Tag. Nach und nach kann der Patient, in Absprache mit dem behandelnden Arzt, sein Bewegungspensum vergrößern.

Wenn es um Bewegung geht, ist die Frage nicht weit, welche Sportarten bei der Osteochondrose eigentlich zu empfehlen sind. Denn nicht nur die durch Therapeuten angeleiteten Bewegungsübungen sollten die Rückengesundheit fördern, sondern ergänzend auch einige Sportarten, die in der Lage sind, gezielt einen Muskelaufbau des Rückens zu erreichen.

Auch wenn es aufgrund der jeweils persönlich körperlichen Verfassung schwierig ist, allgemeingültige Empfehlungen abzugeben, so lassen sich dennoch einige wesentliche Aussagen treffen, die auf alle Patienten mit Osteochondrose zu beziehen sind. So sollten grundsätzlich risikobehaftete Sportarten, bei denen es schnell zu Erschütterungen, Stößen und Stürzen kommen kann, vermieden werden. Hierzu zählen insbesondere Reiten, Trampolinspringen, Abfahrtski, Joggen, Surfen und Bungee-Jumping.

Auch auf Sportarten, die mit einer starken Belastung der Wirbelsäule verbunden sind wie Gewichtheben, Ringen, Hochsprung und Speerwerfen sollte man verzichten. Hinzukommen außerdem Sportarten, bei denen abrupte Drehungen des Oberkörpers erforderlich sind wie Badminton, Golf und Tennis. Nicht in Frage kommen schließlich auch Mannschaftssportarten, bei denen die

Spieler durch unvorhersehbare körperliche Kontakte der Mitspieler einer erhöhten Verletzungsgefahr ausgesetzt sind wie bei Fußball, Handball, Basketball und Hockey. Außerdem erfordern diese Sportarten häufiges abruptes Drehen und ruckartige Bewegungen, was starke Belastungen für die Wirbelsäule bedeutet.

Man könnte nun fast den Eindruck gewinnen, als bliebe für Osteochondrose-Patienten nicht mehr viele Sportarten übrig, doch den Sportverweigerern sei an dieser Stelle gesagt, dass es dennoch eine Auswahl interessanter und sehr effektiver Sportarten gibt. Sie alle haben gemeinsam, dass sie durch einen ruhigen und rhythmischen Bewegungsablauf gekennzeichnet sind.

Nachfolgend werden empfehlenswerte Sportarten vorgestellt, die prinzipiell als gesundheitsfördernd bei der Osteochondrose der Wirbelsäule gelten. Dennoch sollte man sich im Vorfeld immer mit seinem Physiotherapeuten und/oder Arzt beraten, um die persönlich passende Sportart herauszufinden, damit eine Verbesserung und keine Verschlechterung der gesundheitlichen Situation herbeigeführt wird. Möglicherweise ist auch eine fachärztliche Untersuchung erforderlich, anhand derer die Sporttauglichkeit, Belastung und eventuelle Einschränkungen festzustellen sind.

Im Idealfall erstellt der Therapeut ein individuelles Sportprogramm, damit die Muskeln, Kondition und Beweglichkeit optimal aufgebaut werden und sich keine Schmerzzustände einstellen oder bereits vorhandene Schmerzen verstärken.

Eine persönliche therapeutische Betreuung sollte auch verhindern, dass völlig Ungeübte falschen Ehrgeiz entwickeln und ihrer Wirbelsäule mehr Schaden zufügen als dass die sportlichen Aktivitäten gesundheitsförderlich sind. Außerdem wird der Therapeut darauf achten, dass keine zu schnelle und unkontrollierte Leistungssteigerung an den Tag gelegt wird, um sportliche Versäumnisse der Vergangenheit durch plötzliches exzessives Sporttreiben wieder gutzumachen. Im Interesse des Patienten wird in regelmäßigen Abständen das Leistungsvermögen überprüft, sodass die weiteren Trainingseinheiten festgelegt werden können.

Bei allem Für und Wider, was bei den sportlichen Aktivitäten im Raume steht, sollte man nicht die Freude an seinem Tun vernachlässigen und sich nicht für eine Sportart entscheiden, die ihm nicht mal ansatzweise Spaß macht.

Wer sich jedes Mal überwinden muss, ins kalte Wasser des Schwimmbeckens zu springen, der sollte sich lieber für eine trockenere Sportart entscheiden. Oder wer sich durch Gerätetraining im Fitnessstudio gelangweilt fühlt, ist womöglich in einer Rückenschule besser aufgehoben, wo er in einer Gruppe Gleichgesinnter seine Übungen absolviert. Hier kann auch das Gemeinschaftsgefühl zu einer verbesserten Motivation beitragen. Wer jedoch lieber für sich ganz allein trainieren möchte oder Wert auf zeitliche Flexibilität legt, kann sich einen kleinen Fitnessparcours im Keller aufbauen, sodass er jederzeit und unabhängig von Wind und Wetter seine Trainingseinheiten absolvieren kann.

Neben der Förderung der Rückengesundheit und anderen gesundheitlichen Verbesserungen wird durch die sportliche Betätigung auch eine erhöhte Endorphinfreisetzung erreicht, die automatisch für gute Laune sorgt. Nicht zu unterschätzen ist außerdem, dass durch Sport Stress abgebaut wird. Dieser kann bekanntermaßen zu einer Verstärkung von Schmerzen führen, sodass auch unter diesem Aspekt gesehen Sport betrieben werden sollte.

Auch das Selbstbewusstsein nimmt durch den Sport meistens zu, insbesondere wenn man merkt, dass man körperlich noch viel mehr schafft, als man sich das vorher zugetraut hatte. Dies zeigt sich auch in Alltagssituationen, die sich durch das regelmäßige Training oftmals besser bewältigen lassen. Denn vielleicht stellt man doch irgendwann fest, dass man den Weg zum Supermarkt wieder beschwerdefrei laufen kann, ohne auf die Hilfe des Nachbarn angewiesen zu sein. Wenn man derartige Erfolgserlebnisse verbuchen kann, wächst ganz automatisch die Motivation, sich auch zu den weiteren anstehenden Sportaktivitäten aufzuraffen.

Dieses Beispiel macht deutlich, wie wichtig es ist, den unliebsamen Teufelskreis zu durchbrechen. Denn womöglich steckte man zuvor aufgrund der krankheitsbedingten Einschränkungen in einer Situation, in der man sich immer weniger zutraute und in der sich die Spirale unweigerlich weiter nach unten bewegte. Je stärker die Beschwerden wurden, umso mehr schonte man sich, was zwangsläufig einen weiteren fatalen Abbau der Muskulatur und Knochensubstanz nach sich zog.

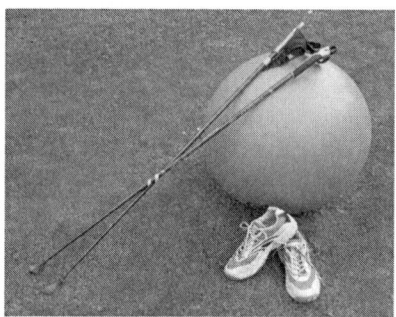

Fahrradfahren

Fahrradfahren ist eine sehr gelenk- und wirbelsäulenschonende Bewegungsart, weil hierbei das Körpergewicht hauptsächlich auf dem Lenker und dem Sattel lastet. Allerdings kann es dennoch zu einer Belastung der Wirbelsäule kommen, wenn eine falsche Körperhaltung eingenommen wird. Um dies zu verhindern, sollte man einige wichtige Aspekte beachten.

Als ideale Körperhaltung wird eine aufrechte Sitzposition gesehen, bei der der Oberkörper leicht nach vorn geneigt ist und die natürliche S-Form der Wirbelsäule berücksichtigt wird. Damit diese Sitzposition möglich ist, muss der

Lenker entsprechend hoch angebracht sein, so wie man es vom traditionellen Hollandrad her kennt. Im Gegensatz hierzu kommt es bei einem Rennrad mit tiefem Lenker zu vorgezogenen Schultern und einem stark gebeugten Rücken.

Darüber hinaus sollte auch auf eine ausreichende Breite des Lenkers geachtet werden, weil dieser für eine Hebung des Brustkorbs sorgt. Klassischerweise ist dieser beim Hollandrad vorhanden, aber auch heutige moderne Tourenräder verfügen über besonders breite Lenker, die auch als Gesundheitslenker bezeichnet werden.

Wer trotz der gesundheitlichen Aspekte nicht auf sein geliebtes Rennrad verzichten möchte, sollte nur kurze Fahretappen planen. Während der Pausen und im Anschluss an die Tour ist es wichtig, ausgleichende Dehn- und Streckübungen durchzuführen.

Wer bezüglich der richtigen Einstellungen des Fahrrades unsicher ist, sollte sich von einem Fahrradexperten beraten lassen, der sich mit den gesundheitlichen Aspekten des Fahrradfahrens auskennt. Im Idealfall hat dieser Fachberater eine Schulung für Fahrradfachhändler absolviert, in der entsprechendes Wissen bezüglich der Wirbelsäule und der rückenfreundlichen Fahrradeinstellung vermittelt wird. Denn es ist bei weitem nicht damit getan, sich lediglich an der Körpergröße zu orientieren und die Sattel- und Lenkereinstellung danach auszurichten.

Eine Beratung, die rückenfreundliches Fahrradfahren beinhaltet, berücksichtigt auch noch andere anatomische Gegebenheiten wie z. B. die innere Beinlänge und die Schulterbreite. Auch zur rückenfreundlichen Körperhaltung können entsprechend geschulte Fahrradberater kompetente Auskünfte erteilen, indem sie unter anderem auch auf die Haltung der Handgelenke und Arme, des Oberkörpers und die Beckenkippung eingehen.

Ein entsprechend geschulter Fahrradfachhändler kann auch beraten, ob eventuell ein Elektrofahrrad (E-Bike) in Frage kommt. Hierbei handelt es sich um ein Fahrrad, das mit einem Elektromotor angetrieben wird.

Dieses neuartige Fahrrad hat den großen Vorteil, dass es in schwierigen Situationen entlastet, sodass auch kleinere Steigungen oder eine nachlassende Kondition problemlos gemeistert werden können. Es eröffnet insbesondere Menschen neue Möglichkeiten, die sich bislang nicht zugetraut haben, Strecken mit Steigungen zu fahren.

Elektrofahrräder gehören in der Fahrradbranche seit einigen Jahren zu einem neuen Trend, der zunehmend an Bedeutung gewinnt. Einerseits spielt hier die demographische Entwicklung eine entscheidende Rolle, weil diese Fahrräder gerne von älteren Menschen gefahren werden, die sich Steigungen und etwas längere Strecken nicht mehr mit einem klassischen Fahrrad zutrauen.

Da es bei der Motorisierung verschiedene Ausstattungen gibt, wird zwischen zulassungs- und führerscheinpflichtigen und entsprechend befreiten Fahrrädern unterschieden.

Am weitesten verbreitet sind die sogenannten *Pedelecs*, die den Fahrer ab einer Geschwindigkeit von 6 km pro Stunde unterstützen. Sie erreichen maximal eine Geschwindigkeit von 25 km pro Stunde und nur dann, wenn der Fahrer in die Pedale tritt. Dabei kann man auswählen, wie viel Unterstützung durch den Elektromotor gewünscht wird, denn der Motor kann auch jederzeit abgeschaltet werden, um das reine Fahrradfahren zu genießen. Die Pedelecs werden durch einen Akku betrieben, der je nach Beanspruchung über eine Reichweite von bis zu 80 km verfügt.

Gymnastik

Gymnastik muss sich nicht nur auf spezielle Übungen für die Wirbelsäule beziehen, sondern kann auch diverse weitere Elemente enthalten, die das Training des gesamten Körpers beinhaltet. Allerdings sollten die jeweiligen Gymnastikübungen aufgrund der Osteochondrose bestimmte Voraussetzungen erfüllen, damit die Wirbelsäule nicht unnötig belastet wird.
Insbesondere geht es darum, dass keine ruckartigen Verdrehungen erfolgen. Aber auch auf einige Bewegungen, die bis vor einigen Jahren noch ohne Vorbehalt empfohlen wurden und die nach neueren Erkenntnissen als rückenbelastend gelten, sollte man verzichten. Hierzu gehören insbesondere Situps und Rumpfbeugen, aber auch Nachwippen bedeutet für die Wirbelsäule eine unnötige Belastung.

Krafttraining

Wenn es um Krafttraining geht, denken viele Menschen an die muskelbepackten Bodybuilder, die ihr ganzes Leben mit Hanteln und Gewichtheben zu verbringen scheinen. Doch nicht nur Bodybuilder trainieren täglich ihre Muskeln, sondern auch bei Leistungssportlern gehört das Krafttraining zum Alltag. Krafttraining hat das Ziel, durch spezielle Trainingseinheiten die gewünschte Muskelmasse aufzubauen. Dieses Training ist nicht nur für Sportler eine wichtige Grundlage für ihren Erfolg, sondern auch aus medizinischer Sicht hat das Krafttraining seine Berechtigung, sodass es heutzutage bei zahlreichen Krankheitsbildern zum Einsatz kommt.
Hauptsächlich sind es Erkrankungen des Bewegungsapparates, die durch regelmäßiges Krafttraining profitieren können. So führt das gezielte Krafttraining auch bei der Osteochondrose sehr oft zu einer spürbaren Symptomverbesserung und kann das weitere Fortschreiten der Erkrankung bei vielen Betroffenen verlangsamen oder sogar verhindern.
Beim Krafttraining aufgrund einer Osteochondrose geht es darum, durch spezielle Trainingseinheiten nicht nur die Muskeln des Rückens zu stärken,

sondern auch die Bauchmuskeln müssen trainiert werden, weil ein schwacher Rücken zwangsläufig auch zu geschwächten Bauchmuskeln führt.
Welche Übungen im Einzelnen zum Einsatz kommen, ist von dem persönlichen Fitnesszustand abhängig. So sollten insbesondere Anfänger unbedingt vermeiden, dass sie mit zu schweren Gewichten trainieren. Um dies und andere Fehler zu vermeiden, und am Ende nicht mehr Schaden als Nutzen aus dem Training zu ziehen, sollte man sich in Fitnessstudios und Praxen für Physiotherapie fachmännisch beraten und bei den Übungen anleiten lassen.

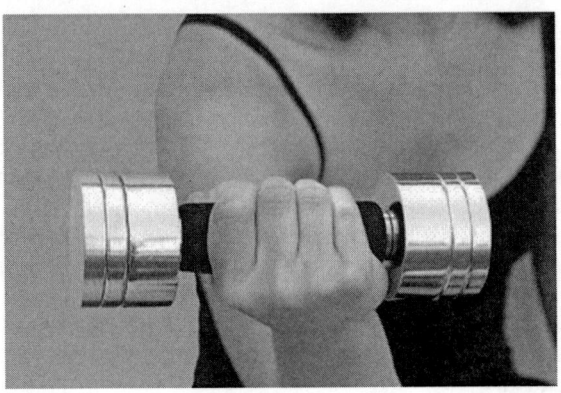

Nordic Walking

Auch wenn Nordic Walking als eine moderne neuentwickelte Trendsportart daherkommt, so gehen ihre Anfänge dennoch in die 1930-er Jahre zurück. Damals war schnelles Gehen unter den Namen „Stockgang" und „Stocklauf" bekannt und bezog sich auf Skilangläufer, die in schneefreien Jahreszeiten für die Wintersaison ihre Kondition trainierten.
Für die Nicht-Langläufer wurde das „Stocklaufen" unter der Bezeichnung Nordic Walking allerdings erst in den 1990-er Jahren bekannt, nachdem anhand einer Studie die Trainingsreize und Ausdauereffekte durch das Laufen mit Stöcken genau untersucht wurde. Auslöser für das Nordic Walking war auch, dass im Jahr 1997 der Erfinder des Nordic Walkings Marko Kantaneva in Kooperation mit dem Unternehmen Exel erstmalig der Öffentlichkeit spezifische Nordic Walking Stöcke vorstellte, denn zuvor nutzte man modifizierte Skistöcke mit Gummipuffern.
Aus dem eigentlichen Trainingsprogramm für Leistungssportler war es dem einstigen Sportstudenten Kantaneva gelungen, eine Sportart zu entwickeln, die sich innerhalb weniger Jahre weltweit als eine beliebte Ausdauersportart etablierte und einen rasanten Boom verzeichnen konnte.
Nordic Walking ist eigentlich sehr einfach erklärt und könnte auch als schnelles Gehen mit Einsatz von zwei Stöcken beschrieben werden, indem die nah am Körper geführten Stöcke das Gehen im Rhythmus der Schritte unterstützen.

Der Bewegungsablauf erfolgt zyklisch, sodass der linke Stock dann den Boden berührt, wenn die rechte Ferse aufsetzt und der rechte Stock Bodenberührung hat, sobald die linke Ferse auftritt.

Zur Freude vieler Anfänger und Sportverweigerer ist Nordic Walking eine sehr einfach erlernbare Sportart, die ohne Vorkenntnisse und umfangreiche Kondition in sehr kurzer Zeit umsetzbar ist und sich somit für Sportanfänger und Profisportler gleichermaßen eignet. Um die richtige Technik zu erlernen und Anfängerfehler zu vermeiden, sollte man sich sinnvollerweise durch einen erfahrenen Trainer in Nordic Walking einweisen lassen.
In dieser Einführung wird man auch schnell erkennen, dass es sich bei Nordic Walking nicht nur um einfaches Spazierengehen mit schleifenden Stöcken handelt, sondern bei richtig angewandter Technik tatsächlich um eine sehr effektive Sportart.
Doch gerade die falsch eingesetzten Stöcke haben so manchen Kritiker auf den Plan gerufen und dazu geführt, dass diese „Sportart mit den Stöcken" oft belächelt wird.
Dennoch gibt es keinen Zweifel daran, dass dieses Ganzkörpertraining in der Lage ist, ähnlich wie beim Langlauf, möglichst viele Muskeln (bis zu 90 %) im Körper zu aktivieren. Da sogar in der aeroben Ausdauer trainiert wird, ist es möglich, Körperfett abzubauen und zwar bei gleichzeitiger Kräftigung der Oberkörper- und Rückenmuskulatur. Da in einer Stunde bis zu 400 Kilokalorien verbrannt werden können, ist Nordic Walking auch eine ideale Sportart, um Gewichtsreduzierungen zu erreichen und Diäten zu unterstützen. Darüber hinaus stärkt Nordic Walking Herz und Kreislauf und trainiert das Immunsystem und die Ausdauer.

Insgesamt betrachtet ist Nordic Walking eine sehr schonende Bewegungsart. Durch den Einsatz der Stöcke wird die Belastung der Kniegelenke reduziert, wovon insbesondere übergewichtige Personen profitieren. Im Vergleich zu Walking ohne Stöcke reduziert sich die Belastung der Beine und der unteren Wirbelsäule um bis zu 8 %. Auch der Sauerstoffverbrauch ist bei Nordic Walking effektiver, denn ohne die zusätzlichen Oberkörperbewegungen beim Walken ist diese ca. 5 % niedriger.
Im Gesundheitssport wird Nordic Walking inzwischen sehr häufig zur Prävention und Rehabilitation eingesetzt. Sogar einige Krankenkassen erstatten ihren Mitgliedern anteilige oder sogar komplette Kosten für die Teilnahme an Nordic Walking-Kursen.
Wer einmal Gefallen an dieser Sportart gefunden hat, kann sein neues Hobby fast überall und jederzeit ausüben. Und erfreulicherweise ist Nordic Walking wetterunabhängig, denn egal, ob es regnet, schneit oder stürmt – mit der richtigen Kleidung kann man fast allen Wetterkapriolen ein Schnippchen schlagen.

Die Laufstrecken beginnen im Prinzip direkt vor der Haustür, denn auch für Asphaltwege sind die Nordic Walking-Stöcke ausgestattet, indem man ihnen kleine Gummifüßchen überstülpt. Allerdings sollte man aufgrund der geringeren Belastung der Wirbelsäule weichen Waldboden bevorzugen. Auch auf gut dämpfendes Schuhwerk sollte geachtet werden.

Nordic Walking-Stöcke sind mittlerweile für wenige Euros erhältlich. Je nach Geldbeutel und Anspruch kann man zwischen verschiedenen einfachen, aber auch hochwertigen Fiberglass-Stöcken wählen, die aufgrund ihres geringen Gewichts sehr bequem und komfortabel sind. Auch Schlaufen, die vom Stock abnehmbar sind, bieten einen gewissen Komfort, denn so braucht man nicht jedes Mal seine Hand aus dem Klettverschluss herauszuwinden, um nur mal eben die Nase zu putzen oder sich an der Stirn zu kratzen.

Schwimmen

Schwimmen gehört zu den beliebtesten Freizeitbeschäftigungen in Deutschland und ist für junge und ältere Menschen, sowie für alle Gewichtsklassen, gleichermaßen gut geeignet und stärkt den gesamten Körper.

Für viele Erkrankungen des Bewegungsapparates ist Schwimmen heutzutage eine der bevorzugten Sportarten, weil durch den Auftrieb des Wassers die Wirbelsäule stark entlastet wird und durch den hierdurch entstehenden Aktivitätsspielraum die Rücken- und Bauchmuskulatur sehr effektiv gestärkt werden kann. Dies ist leicht vorstellbar, wenn man bedenkt, dass man im Wasser nur ungefähr ein Zehntel seines eigentlichen Körpergewichts zu tragen hat und sich somit fast schwerelos durchs Wasser bewegen kann.

Trotz der vielen Vorteile, die Schwimmen unter gesundheitlichen Gesichtspunkten mit sich bringt, hängt es entscheidend von der jeweiligen Technik ab, inwiefern die Gesundheit der Wirbelsäule tatsächlich profitiert.

Bei Brustschwimmen gibt es bezüglich des Nutzens für die Rückengesundheit unterschiedliche Ansichten. Nachvollziehbar ist sicherlich, dass die Technik vermieden werden sollte, die wir hauptsächlich von älteren Menschen kennen, die ihren Kopf beim Brustschwimmen stetig über Wasser halten und hierdurch eine Überstreckung der Lenden- und Halswirbelsäule verursachen. Das daraufhin entstehende Hohlkreuz und mögliche Schäden im Bereich der Halswirbelsäule zeigen deutlich, dass man diese Technik unbedingt vermeiden sollte. Anders sieht es bei der Brustschwimmtechnik aus, bei der der Kopf während der Schwimmzüge ins Wasser eingetaucht wird und somit eine Überstreckung ausbleibt.

Für viele Therapeuten ist das Rückenschwimmen die beste Wahl für die Wirbelsäule, weil diese hierbei ihre ganz natürliche S-Form einnimmt und es zu einer gleichmäßigen Be- und Entlastung kommt. Allerdings sind auch hierbei einige Technikaspekte zu beachten, insbesondere sollte der Kopf im Wasser liegen, damit eine ideale Streckung der Wirbelsäule erreicht wird.

Bezüglich des Kraulschwimmens gibt es unterschiedliche Ansichten. Während einige Therapeuten diese Schwimmart als durchaus rückenfreundlich einstufen, sofern sie technisch einwandfrei erfolgt, sind andere eher skeptisch, weil sie davon ausgehen, dass die Wirbelsäule zu sehr belastet werde. Doch ist gerade beim Kraulschwimmen die richtig angewandte Technik ausschlaggebend für Nutzen oder Schaden, kaum eine andere Schwimmart erscheint derart fehleranfällig in der Technik zu sein.

So sind bei einigen Schwimmern die Beine zu sehr gebeugt oder zu tief, die Arme werden zu sehr gestreckt, und der Kopf wird zu stark angehoben, sobald er die Wasseroberfläche zum Einatmen verlässt. Wird Kraulschwimmen technisch einwandfrei durchgeführt, kann es sich durchaus sehr gesundheitsfördernd auf die Wirbelsäule auswirken, denn auch hierbei kann sie ihre natürliche S-Form einnehmen.

Verzichten sollte man mit einer Osteochondrose unbedingt auf das anstrengende Delphinschwimmen, was auch als Schmetterlings- bzw. Butterflyschwimmen bekannt ist, denn hierbei kommt es zu einer Überstreckung der Wirbelsäule und einem Hohlkreuz.

Skilanglauf

Skilanglauf gilt, wie das Nordic Walking, als ein ideales und sanftes Ganzkörpertraining. Beide Sportarten werden in aufrechter Körperhaltung durchgeführt, und rhythmische Bewegungen der Arme und Beine aktivieren möglichst viele Muskeln. Durch Einsatz der Stöcke werden insbesondere der obere Rückenbereich und die Schultermuskeln trainiert.

Für die Wintermonate ist Skilanglauf eine der empfehlenswertesten Sportarten.

Spazierengehen und Wandern

Während unsere Vorfahren noch täglich durchschnittlich 20 Kilometer zu Fuß zurücklegten, kommt der heutige Mensch auf 400 bis 700 Meter pro Tag. Es soll Menschen geben, die sogar noch deutlich darunter liegen. Und da verwundert es auch nicht, dass heutzutage der Bewegungsmangel neben einer ungesunden Ernährung zu den häufigsten Gründen für die Entstehung von Krankheiten zählt.

Da für unsere Vorfahren die körperliche Bewegung aufgrund ihrer völlig anderen Lebensumstände ganz selbstverständlich war, muss heute aufgrund der modernen und meist bequemen Lebensbedingungen für den aktiven Ausgleich gesorgt werden. Für die Osteochondrose gilt dies ganz besonders, und gerade hier kann das zu Fuß gehen eine wesentliche Unterstützung für den Gesundungsprozess darstellen.

Einerseits ist das Spazierengehen eine äußerst effektive Methode, vorbeugend etwas gegen Rückenschmerzen zu unternehmen, andererseits ist es eine der bevorzugten Bewegungsarten, sobald die Schmerzen etwas abgeklungen sind. Schon regelmäßiges strammes Gehen, im Idealfall täglich 30 Minuten lang am Stück, reicht hierfür völlig aus. Da man die Wegstrecken einfach und schnell an die persönliche tägliche Leistungsfähigkeit anpassen kann, ist das Spazierengehen eine ideale körperliche Bewegungsart, mit der man sich nicht überfordert. Selbst untrainierte und/oder übergewichtige Personen können durch das regelmäßige Spazierengehen und eine stetige Zunahme der zurückzulegenden Wegstrecke ihr Leistungsvermögen kontinuierlich steigern.

Als rückenschonend gilt das Laufen auf weichem Waldboden und weniger auf hartem Asphalt. Um eine Fehlhaltung und unnötige Belastung der Wirbelsäule zu vermeiden, ist es wichtig, den Körper gerade zu halten und die Schultern zurückzuziehen. Die Bewegungen sollten weich sein und eine gleichmäßige Atmung ermöglichen, bei der man sich bequem mit seinem Begleiter unterhalten kann.

Durch die rhythmischen Bewegungen kommt es zu einem Training und einer gleichzeitigen Entspannung der Rückenmuskulatur, aber auch andere Muskelbereiche erfahren eine Stärkung. Darüber hinaus führen die Aktivtäten zu einer verbesserten Sauerstoffversorgung und Durchblutung, die Gelenke werden trainiert, der Stoffwechsel wird angekurbelt, und das Herz-Kreislauf-System erfährt eine Kräftigung.

Der Bewegungsrhythmus beim Spazierengehen und Wandern ist nahezu gleich, wobei es dem Spazierengehen im Vergleich zum Wandern im Allgemeinen etwas an Tempo fehlt, und es insgesamt etwas gemächlicher zugeht.

Während die gesundheitsfördernden Effekte vom Spazierengehen zwar eindeutig vorhanden und bekannt sind, wurden sie im Vergleich zum Wandern allerdings noch nicht so umfassend wissenschaftlich untersucht. Bezüglich des Wanderns gibt es inzwischen deutlich mehr Erkenntnisse, die die heilende Kraft nachweisen und aufhorchen lassen und inzwischen sogar einige Rehakliniken dazu veranlasst haben, das Wandern in ihre Behandlungskonzepte einzubeziehen.

So weiß man mittlerweile nicht nur, dass das Wandern zu einer Stärkung der Muskeln und Entlastung der Gelenke und Knochen führt, sondern auch, dass das Osteoporose-Risiko reduziert werden kann. Außerdem ist längst bekannt, dass sich auch Risiken von bestimmten Krankheiten vermindern lassen wie unter anderem das Risiko von Dickdarm-, Brust- und Prostatakrebs, Diabetes sowie Alzheimer.

Damit sich die gewünschten gesundheitsfördernden Effekte auch tatsächlich einstellen, ist es beim Wandern und Spazierengehen unbedingt empfehlenswert, auf gutes Schuhwerk zu achten. Lesen Sie hierzu das separate Kapitel „Rückenfreundliche Schuhe".

Wer eine längere Wanderung plant und etwas Gepäck mit sich führen möchte, sollte nicht auf einen rückenfreundlichen Rucksack verzichten, auch wenn dieser eventuell ein paar Euro mehr kostet. Ihre Rückengesundheit wird es Ihnen danken, wenn das Gewicht rückenschonend und idealerweise durch das Anbringen eines Hüftriemens die Last gleichmäßig verteilt wird. Bei den Schulterriemen ist darauf zu achten, dass sie nicht einschneiden und entsprechend breit und gepolstert sind. Bei der Kleidung ist es ratsam, dass diese luftdurchlässig und bequem ist.

Gruppensport

Wenn man sich gerne in Gesellschaft aufhält und Sport am liebsten mit mehreren Menschen gemeinsam ausüben möchte, ist es empfehlenswert, sich einer Gruppe mit Gleichgesinnten anzuschließen. In vielen Städten gibt es die Möglichkeit, an Sportgruppen teilzunehmen, die auf bestimmte Krankheitsbilder spezialisiert sind. Die richtige Wahl einer passenden Gruppe ist aus mehrfacher Hinsicht sehr wertvoll, allen voran zu nennen ist es jedoch die Tatsache, dass die Teilnehmer von einer vergleichbaren chronischen Krankheit betroffen sind und somit ebenfalls entsprechende Vorsichtsmaßnahmen einhalten müssen.

Je nach Ausrichtung der Gruppe werden unterschiedliche Trainingsaktivitäten angeboten, die häufig eine Kombination aus Gymnastik, Kraft-, Ausdauer- und Beweglichkeitstraining beinhaltet. Wenn es die Örtlichkeiten und das Wetter zulassen, können auch Außenaktionen wie Spazierengehen, Nordic Walking und Walking stattfinden.

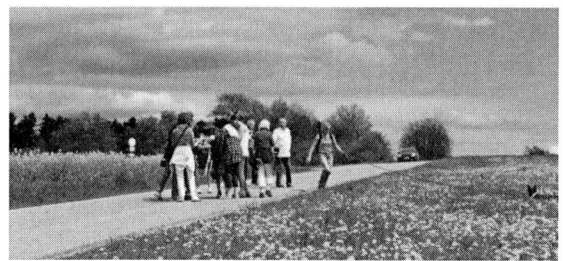

Wie bekämpft man den inneren Schweinehund?

Auch wenn den meisten Menschen mit Osteochondrose klar ist, dass sie durch aktive körperliche Bewegung ihre Gesundheit positiv beeinflussen können, hapert es doch allzu oft noch an der regelmäßigen Umsetzung. Denn gerade die disziplinierten Übungen, die nötig sind, um den Muskelaufbau des Rückens zu trainieren, sind nicht nur anstrengend, sondern werden von vielen Betroffenen auch als äußerst lästig und nervig empfunden.

Erschwerend kommt dann meistens auch noch ein kleiner nerviger Mitbewohner hinzu, der die mühsam aufgebauten Vorsätze immer wieder unterwandert und das Training gefährdet. Die Rede ist vom inneren Schweinehund, einem nicht sichtbaren, aber umso mächtigeren Haustier, das in jedem von uns inne wohnt und tagesformabhängig mal kleiner und mal größer ist. Aber irgendwie ist er immer da und hält uns davon ab, Dinge zu machen, die wir eigentlich tun möchten.

Wenn man bedenkt, dass zwei von drei Erwachsenen ihre Freizeit lieber auf dem Sofa verbringt als sich sportlich zu betätigen, kann man erahnen, wie groß diese inneren Schweinehunde bei den meisten Menschen sein müssen.

Es ist immer wieder erstaunlich, wie es dieser Schweinehund so oft schafft, die guten Vorsätze zunichte zu machen und jegliche Motivation in Luft auflöst. Wer schon mal von der „Aufschieberitis" betroffen war, weiß in etwa, wie sich diese Kämpfe anfühlen. Da kommen Gedanken wie *„später ist ja auch noch Zeit", „das mache ich nächste Woche", „heute passt mir das Wetter überhaupt nicht in den Kram"* oder *„lass es bleiben, du schaffst das sowieso nicht"*. Und irgendwie ziehen sich diese Gedanken durch den ganzen Tag und durchkreuzen die alltäglichen Dinge des Lebens, beeinträchtigen den Berufsalltag und hindern uns daran, sich abends von der Couch zu befreien und stattdessen Sport zu treiben.

Es ist verwunderlich, wie es unser innerer Schweinehund immer wieder schafft, unser Leben derart zu beeinflussen, dass er uns davon abhält, wichtige Dinge, die uns im Leben eigentlich sehr viel weiterbringen würden, umzusetzen. Und schlimmer noch: Unser am meisten gehasstes Haustier schafft es sogar, dass wir Dinge tun, die unsere Situation noch weiter verschlechtern. Da sorgt der Schweinehund dafür, dass wir doch wieder die ganze Schokolade aufessen, obwohl wir eigentlich nur einen Riegel wollten. Er schafft es, dass wir den kalorienreichen Käse essen, weil er doch leckerer ist als die fettreduzierte Sorte. Er verleitet uns dazu, dass wir uns am Sonntagnachmittag nicht einen Meter von unserer Sonnenterrasse fortbewegen. Und auch ihm haben wir es zu verdanken, wenn der Schlendrian einzieht und wir unsere rückenfreundliche Sitzweise vernachlässigen.

Die Frage ist also, wie man mit diesem unliebsamen Haustier am besten umgeht. Wie lässt er sich besänftigen, wenn er mal wieder an der Haustür zu stehen scheint und die guten Vorsätze nicht hineinlassen will? Wie schafft man

es am besten, dass wir aus unserem verhassten Haustier einen streichel-
zahmen Freund werden lassen?

12 Tipps, mit denen Sie Ihrem inneren Schweinehund den Kampf ansagen:

1. Terminkalender

Die Grundlage für jede Motivation bildet immer ein Terminkalender, in dem die
2 bis 3 wöchentlichen sportlichen Aktivitäten fest verankert sind, am besten
immer die gleiche Uhrzeit an denselben Wochentagen. Sind diese Termine fest
blockiert, lässt man sie nicht so einfach ausfallen.

2. Spaß muss sein

Nehmen Sie sich sportliche Aktivitäten vor, die Ihnen Spaß machen. Wenn
man keine Freude an seinen Aktivitäten hat, ist es um ein Vielfaches
schwieriger, sich immer wieder aufzuraffen. Auch wer sich für körperliche Aktivitäten entscheidet, die zwar vom Grundsatz her absolut sinnvoll bei der
Osteochondrose sind, aber die man nur mit allergrößtem Widerwillen macht,
gibt seinem inneren Schweinehund eine gute Gelegenheit, den Kampf zu
gewinnen.

3. Nicht zu große Ziele setzen

Wichtig für die Motivation ist es, dass man sich nicht überfordert und durch
das Nichterreichen seiner gesteckten Ziele frustriert wird. Das birgt die große
Gefahr, die Lust zu verlieren und seine Aktivitäten in Frage zu stellen.
Wenn man zu Beginn des Fitnessprogramms beispielsweise nur 3 Kilometer
mit dem Fahrrad fahren konnte, sind es nach der 3. Woche vielleicht schon 5
Kilometer.

Ganz gleich, für welche Sportart man sich entscheidet – beginnen sollte man
sie immer mit kleinen Schritten.

4. Einfache Umsetzung

Wählen Sie eine Sportart aus, die sich im Alltag einfach und ohne großen Aufwand umsetzen lässt. Wenn man z. B. eine Anfahrt von einer Stunde bis zum

Fitnessstudio hat, kann dies die Motivation schon im Keim ersticken. Je geringer die Hürden sind, die man überwinden muss, umso weniger Motivation benötigt man, sich aufzuraffen.

5. Motivation ist fast alles

Der erfolgreichste Weg, das wilde Haustier zu zähmen ist es, wenn man sich mit viel Motivation ausstattet. Eigenmotivation ist der effektivste Motor, und wenn dieser nicht ans Laufen kommt, nimmt man einen Freund hinzu.

6. Ein guter Freund, der motiviert

Wer sich allein nur schwer aufraffen kann, seine geliebte Couch zu verlassen, ist gut beraten, einen guten Freund einzubeziehen. Wenn dieser ein „Mitzieher" ist, dann spornt er an und lässt keine billigen Ausreden wie „heute nicht" oder „lass uns lieber morgen laufen" gelten. Der Trainingspartner muss nicht unbedingt über das gleiche Leistungsniveau verfügen, viel wichtiger ist, dass man sich versteht und gemeinsam Spaß an dem Sport hat.

7. Belohnung für die Zielerreichung

Als Aktivierung der eigenen Motivation ist es auch sehr hilfreich, wenn man sich selbst für die erreichten Ziele belohnt. Dies kann ein schöner Tag bei der Kosmetikerin sein, ein Kinobesuch, ein tolles Parfüm oder man kauft sich endlich die sündhaft teure, aber superschicke Hose, in die man Dank des Sports nun endlich hineinpasst.

8. Nicht erst nach Hause

Nehmen Sie die gepackte Sporttasche mit ins Büro, und fahren Sie nach dem Feierabend nicht erst nach Hause. Hier besteht schnell die große Gefahr, dass doch noch etwas dazwischenkommt, einen die Unlust überkommt oder man sich dann doch nicht mehr überwinden kann, von hier aus noch ins Fitnessstudio zu fahren. Also die Devise sollte heißen: Direkt vom Büro zum Sport!

9. Alternativen für jede Gelegenheit

Alternativen parat zu haben, ist immer eine gute Idee. Wer sich beispielsweise für eine wetterabhängige Bewegungsart entschieden hat wie Radfahren oder Spazierengehen, hat schnell eine Ausrede parat, wenn das Wetter irgendwie nicht passt.

Da ist es schnell zu heiß, zu schwül, zu nass oder zu stürmisch – irgendwie macht das Wetter immer einen Strich durch die Rechnung. Wenn man so denkt, sind dies natürlich schlechte Voraussetzungen für eine regelmäßige und erfolgreiche körperliche Betätigung. Hier sollte man stets Lösungen parat haben, sei es durch eine angepasste Kleidung oder durch eine alternative Sportart, die man ohne großen Aufwand unabhängig vom Wetter umsetzen kann.
Wenn das Wetter wirklich so übel mitspielt, dass man nicht mal seinen inneren Schweinehund nach draußen schicken würde, dann können einige gymnastische Übungen eine gute Alternative sein.

10. Die innere Stimme ignorieren

Wenn der innere Schweinehund versucht, Sie von Ihren Aktivitäten abzuhalten, schalten Sie seine Stimme aus. Machen Sie sich die Gedanken bewusst, die in den Momenten der Schwäche auftauchen, und ignorieren Sie diese. Konzentrieren Sie sich stattdessen darauf, sich körperlich zu betätigen.

11. Ziehen Sie Nutzen aus Ihrem Geld

Wenn man beispielsweise eine Teilnahme an einem Gymnastikkurs gebucht und bereits bezahlt hat, möchte man dies in der Regel nicht verfallen lassen. So denken auch die Krankenkassen, denn bei bezuschussungsfähigen Präventionskursen erfolgt eine finanzielle Unterstützung nur, wenn zumindest 80 % der Kurszeiten absolviert werden. Und da man sich dieses Geld nicht einfach entgehen lassen möchte, ist doch klar, dass man regelmäßig in den Kursen erscheint.
Genauso verhält es sich meistens bei anderen sportlichen Aktivitäten, für die man finanzielle Aufwendungen betreibt und bei denen man auch einen entsprechenden Nutzen aus seinem Geld ziehen möchte.

12. Sorgen Sie dafür, dass Ihr Körper Aktivitäten einfordert

Ist erstmal die erste Trainingsbasis erarbeitet, der Körper etwas fitter als noch vor einigen Wochen, dann fällt es auch nicht mehr so schwer, sich aufzuraffen. Irgendwann merkt man gar nicht mehr, dass da ursprünglich mal dieser Wachhund namens Schweinehund lauerte und die Lust an jeglichen Bewegungsprogrammen im Keim erstickte.

Denn eines Tages ist der Körper an einem Punkt angelangt, wo er sich an die regelmäßigen körperlichen Aktivitäten gewöhnt hat und diese auch einfordert. Bis dieses automatische Verlangen erreicht ist, kann bis zu einem Jahr vergehen.

Rückenschule – jetzt wieder die Schulbank drücken?

Wer zum ersten Mal von einer Rückenschule hört, denkt vielleicht zuerst an seine Schulzeit zurück und kann sich auch im zweiten Moment noch nicht richtig vorstellen, was sich eigentlich dahinter verbirgt.
Also eines vorweg – eine Rückenschule ist keinesfalls eine Schule im herkömmlichen Sinne. Da sitzt man nicht als Schüler auf einer Schulbank und lässt sich vom Lehrer etwas über den Rücken und seine Funktionen erzählen. Es gibt auch keinen Klassensprecher, keine Prüfungen und keine Schulhofpausen. Und eine Rückenschule findet auch nicht in einer Schule statt.
So gesehen kann der Begriff Rückenschule tatsächlich etwas in die Irre führen und jemandem, der zuvor noch nie etwas damit zu tun hatte, eine völlig falsche Vorstellung vermitteln.
Vereinfacht ausgedrückt verbirgt sich hinter einer Rückenschule ein Intensivkurs, der aus 8 bis 12 Kurseinheiten besteht. Während dieser 60- bis 90-minütigen Kurseinheiten werden theoretische Informationsgrundlagen über den Bewegungs- und Haltungsapparat vermittelt, um das Bewusstsein für die Rückengesundheit zu fördern.
Ein weiterer wesentlicher Bestandteil der Rückenschule besteht darin, praktische rückenspezifische Übungen zu erlernen, die sich auf die Verbesserung der Körperhaltung, Koordination, Kraft und die allgemeine Leistungsfähigkeit beziehen und die mithilfe von diversen Hilfsmitteln durchgeführt werden.
Je nach Vorlieben der Gruppenteilnehmer und des Kursleiters kommen verschiedene Hilfsmittel zum Einsatz wie beispielsweise Thera-Bänder, Sitzbälle und Hanteln. Außerdem werden Übungen durchgeführt, die zu einer Kräftigung der vernachlässigten Muskeln und einer Entlastung der besonders belasteten Muskelbereiche führen.
Ein weiterer wichtiger Kursbestandteil ist das Erlernen von rückenschonendem Verhalten im (Arbeits-)alltag, indem Anleitungen zum rückenfreundlichen Sitzen, Aufstehen, Heben, Tragen und sonstigen rückenfreundlichen Bewegungsabläufen vermittelt werden. Diese Anleitungen werden nicht nur vom Kursleiter vorgeführt, sondern die Teilnehmer werden aktiv einbezogen und müssen die Übungen durch ständiges Wiederholen trainieren.
Die Teilnahme an einer Rückenschule wird von den meisten Krankenkassen finanziell unterstützt, denn sie sehen in den Kursprogrammen eine wichtige Hilfe zur Selbsthilfe, indem die Teilnehmer spezielle Techniken erlernen, die man im Rahmen der Eigenverantwortlichkeit auch alleine im Alltag umsetzen

kann. Häufig beteiligen sich die Krankenkassen einmal jährlich mit einem Anteil von 80 % der Kursgebühr, was ungefähr 150,- € ausmacht.

Rückenschulen werden von vielen Physiotherapeuten, Krankenkassen, Volks- hochschulen und Fitnessstudios in zahlreichen Orten angeboten. Die Kursleiter verfügen über umfassende Kenntnisse des Bewegungsapparates und haben in der Regel eine Ausbildung als Physiotherapeut, Ergotherapeut oder Sportlehrer absolviert. Durch ihren Erwerb einer Lizenz zum Unterrichten sollten sie in der Lage sein, auf die individuellen Gegebenheiten der Teilnehmer einzugehen und korrigierende Hilfen bei den Übungen zu geben. Kursleiter werden auch Alter- nativübungen vorschlagen, wenn bestimmte Anwendungen aufgrund von Schmerzen oder anderen Einschränkungen nicht durchführbar sind.

Die Kurse sind meistens auf eine Größe von maximal 20 Teilnehmern begrenzt, häufig sind die Kurse noch kleiner.

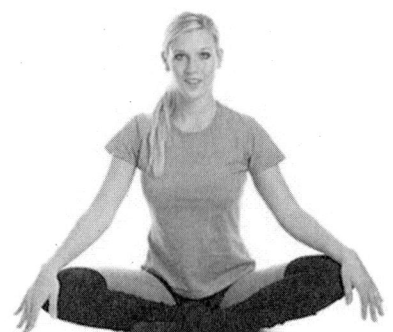

Selbstmassage

Dass die Selbstmassage bei der Behandlung von Osteochondrose unter- stützend eingesetzt und regenerative Prozesse im Körper stärken kann, wird allzu oft nicht bedacht. Dabei steht uns gerade mit dieser Methode ein recht einfaches Mittel zur Verfügung, das fast jederzeit und zudem kostenlos ein- gesetzt werden kann.

Eigentlich setzen wir sehr häufig und unbewusst die Selbstmassage ein. Denn wenn es darum geht, Beschwerden zu lindern, greifen wir unwillkürlich an die schmerzende Stelle und beginnen, diese zu reiben oder darauf zu drücken. Wenn der Nacken verspannt ist, kneten wir diesen Bereich, oder wenn die Stirn schmerzt, reiben wir sie oder legen die Hand darauf. Auch das morgend- liche Duschen des Körpers mit einem Schwamm oder das anschließende kräftige Trockenreiben des Körpers ist nichts anderes als eine Art Selbst- massage.

Durch die Selbstmassage wirken wir auf vielfältige Weise auf die körperlichen Vorgänge ein und erreichen oft erstaunliche positive Auswirkungen auf die Gesundheit. Denn es kommt nicht nur zu einer Verbesserung der arteriellen Durchblutung der massierten Körperregion, sondern auch zu einer Anregung der enzymatischen Prozesse, sowie zur Lockerung, Entkrampfung, Entspannung der Muskulatur und Aktivierung der Muskelaktivität. Insgesamt nimmt die Temperatur unter der Wirkung der Massage deutlich zu, was zu einer Gesamterwärmung des Gewebes und zu einer verbesserten Beweglichkeit der Wirbelsäule und den Gelenken führt.

Auch das Immunsystem kann durch die Massage profitieren, indem die Produktion von weißen Blutkörperchen eine Stimulierung erfährt. Vorhandene Schmerzen lassen häufig nach; der Stoffwechsel wird angeregt; es kommt zu einer optimaleren Sauerstoffversorgung der Zellen; und das Allgemeinbefinden verbessert sich. Dieses wird unter anderem durch die Erhöhung des Endorphin-Spiegels erreicht, jenen Botenstoffen, die im Körper dazu beitragen, ein gutes wohliges Gefühl zu bekommen. Darüber hinaus wirkt sich die Massage positiv auf den gesamten Lymphfluss aus, was von wesentlicher Bedeutung für den Austausch von Substanzen zwischen der Lymphe und dem Gewebe ist und die Mikrozirkulation im Bereich der Gelenke und Bänder deutlich verbessert.

Die Selbstmassage wird immer in Verbindung mit weiteren Behandlungselementen eingesetzt und kann in fast allen Krankheitsstadien der Osteochondrose erfolgen. Sie hat gegenüber den meisten anderen Behandlungsverfahren nicht nur den Vorteil, auf vielfältige Weise positiven Einfluss auf den Krankheitsverlauf zu nehmen, sondern sie kann ganz bequem mit den eigenen Händen fast jederzeit und überall durchgeführt werden.

Weder ein teurer Therapeut, noch eine umfangreiche Schulung ist erforderlich, um die Selbstmassage anwenden zu können. Hinzukommt, dass es weitestgehend an auftretenden Nebenwirkungen mangelt. Allerdings sollten Kontraindikationen berücksichtigt werden, die nachfolgend ausführlicher beschrieben werden.

Nicht unbedeutend ist auch der Aspekt der Selbsttherapie, die die Selbstmassage darstellt, denn auch durch die eigene Aktivität im Kampf gegen die Erkrankung kann der Einfluss auf den Krankheitsverlauf positiv beeinflusst werden. Das Erlernen der Selbstmassage ist sehr einfach und äußerst kostengünstig, denn in der Regel ist das Lesen einer Kurzeinführung über diese Technik völlig ausreichend.

Als Techniken werden im Prinzip die gleichen eingesetzt, die wir von Massagen durch Physiotherapeuten oder andere Anwender her kennen, indem man reibt, rubbelt, streicht, betastet oder knetet. Als Anfänger sollte man vorzugsweise mit den einfachen und leicht durchführbaren Techniken beginnen wie dem Reiben und Streichen. Welche Technik zum Einsatz kommt, ist von der zu massierenden Körperpartie abhängig. Wenn es z. B. um die Rückseite der Hände geht, werden diese gestrichen.

Die Anwendung sollte immer im Verlauf der Lymphgefäße und in Richtung der nächstgelegenen Lymphknoten erfolgen. Wenn man z. B. das Ellenbogengelenk massiert, sollte dies vom Ellbogen bis zur Achselhöhle erfolgen, von den Zehen aus massiert man bis zu den Knöcheln, und von hier aus bis zur Kniekehle und anschließend zu den sogenannten inguinalen Lymphknoten.

Die Selbstmassage kann bestimmte Bereiche des Körpers umfassen, aber auch auf fast den gesamten Körper ausgeweitet werden. Die jeweils angewendeten Techniken können mit dem Einsatz bestimmter Geräte wie z. B. Massageigel kombiniert werden. Außerdem kann man Massagesalben und -öle einsetzen, um die Effektivität der Massage zu steigern.

Als optimale Tageszeiten eignen sich der Zeitraum vor dem Frühstück und der Nachmittag. Wichtig ist, dass ein Abstand von 1 bis 2 Stunden zu den Mahlzeiten eingehalten wird, und die Massage nicht auf vollen Magen erfolgt.

Vor Beginn der Massage sollten das Zimmer gut gelüftet, Brille und Schmuck abgelegt und die Hände gründlich gereinigt werden. Ob Sie Ihre Kleidung ausziehen, hängt von der Örtlichkeit ab, wo Sie die Massage durchführen, aber auch davon, ob Massageöl oder andere Produkte zur Anwendung kommen. Wenn Sie bekleidet bleiben, sollte die Kleidung leger und nicht einschränkend sein.

Nehmen Sie eine bequeme Position ein, in der Sie leicht entspannen, sich gut konzentrieren und gleichmäßig atmen können. Sie können sich auf einen warmen weichen Fußboden setzen oder es sich in einem Massage- oder Fernsehsessel bequem machen. Sie können sich aber auch auf den Fußboden legen, die Beine anwinkeln und die Füße auf den Boden setzen. Welche Position gewählt wird, ist auch von der jeweiligen Anwendung abhängig. Beginnen Sie die Massage mit tiefen und gleichmäßigen Atemzügen, und behalten Sie diese Atemtechnik während der gesamten Anwendung bei.

Wenn Sie noch am Anfang Ihrer Selbstmassage stehen, sollte die erste Anwendung nicht länger als 5 Minuten andauern. Verlängern Sie die Zeit schließlich auf 15 Minuten. Je nach Beschwerdebild ist es sinnvoll, die Selbstmassage bis zu 6 Mal pro Woche durchzuführen.

Grundsätzlich sollte man die Massagedauer, die Technik und ihre Intensität individuell festlegen und in Abhängigkeit des Alters, der allgemeinen körperlichen Fitness und vorhandener Schmerzen auswählen.

Achten Sie stets darauf, dass die Selbstmassage nicht zu Müdigkeit oder einer Verstärkung der Schmerzen führt. Nach Beendigung der Massage sollte viel Wasser getrunken werden, damit durch die Massage aufgewirbelte Giftstoffe aus dem Körper besser ausgeschieden werden können.

Bauch

1. Instinktiv reiben sich viele Menschen nach einem opulenten Essen den Bauch. Dies ist eigentlich nichts anderes als eine Selbstmassage. Die nachfolgende Übung lässt sich einfach in den Alltag integrieren, indem man sie nicht nur nach dem Essen, sondern auch im Rahmen weiterer Selbstmassageübungen durchführt.

Legen Sie eine oder beide Hände auf den Bauch, und reiben Sie diese mit der gesamten Oberfläche im Uhrzeigersinn, indem der Nabel den Mittelpunkt bildet. Da dies auch die natürliche Richtung ist, in der sich das Essen durch den Verdauungstrakt schlängelt, kann hierdurch die Verdauung angeregt werden.

2. Legen Sie sich bequem auf den Rücken, und kneten Sie den Bauch gleichmäßig mit den Händen. Anschließend rollen Sie sich zur Seite und kneten die Hüften und den Po. Kehren Sie zurück in die Rückenlage, und kneten Sie nochmals den Bauch.

Rücken

1. Setzen Sie sich auf einen Hocker oder auf den Rand eines Stuhls, sodass Sie bequem mit Ihren Händen den Rücken erreichen können. Legen Sie die Finger beider Hände auf den oberen Gesäßbereich parallel zur Wirbelsäule. Der Ringfinger sollte einen Finger breit von der Wirbelsäule entfernt liegen. Drücken Sie die Finger nun 3 Sekunden lang.
Positionieren Sie die Hände anschließend etwa 3 Zentimeter höher, und wiederholen Sie den festen Druck für 3 Sekunden.
Wiederholen Sie diese Anwendung entlang der Wirbelsäule, immer in einem Abstand von ungefähr 3 Zentimetern zu den vorherigen Druckpunkten.

Schultern

1. Streichen Sie die rechte Schulter mit der linken Handfläche. Beginnen Sie am Nacken, und kehren Sie anschließend wieder zurück. Massieren Sie dann die Schulter mit kreisenden Bewegungen, beginnend am Nacken bis zum Schlüsselbein.
Wiederholen Sie diese Übung 3 Mal, und führen Sie sie dann 3 Mal auf der anderen Seite durch.

2. Mit den Fingerspitzen üben Sie kreisförmig Druck auf beiden Seiten der Wirbelsäule aus. Arbeiten Sie sich bis zum Nacken vor. Wiederholen Sie die Übung 5 Mal.

3. Bei einer Schulterverspannung verschränken Sie die Arme über der Brust und legen die Hände mit einem festen Druck auf die Schultern. Diese Selbstumarmung wiederholen Sie 5 Mal. Streichen Sie dann mit der rechten Hand den linken Arm, beginnend am Oberarm und endend an den Handgelenken. Wechseln Sie die Seite.

Hände

Unsere Hände werden täglich sehr stark beansprucht, und dennoch messen wir ihnen kaum Bedeutung zu. Erst wenn wir uns verletzen oder andere Beeinträchtigungen dazu führen, dass die Hände in ihrer Funktion eingeschränkt sind, werden wir uns ihrer Bedeutung meistens erst richtig bewusst. Genauso wenig sind wir uns allerdings bewusst darüber, dass wir mit speziellen Handmassagen unserer Gesundheit gute Dienste leisten können, denn gerade durch die Hände und insbesondere die Fingerkuppen verlaufen viele feine Nervenbahnen. Diese versorgen allerdings nicht nur die Handregionen, sondern auch z. B. den Nacken- und Schulterbereich, sodass eine Handmassage sich auch hier positiv auswirken kann. Vergleichbar mit den Reflexzonen der Fußsohlen und Ohren verfügen auch die Hände über entsprechende Zonen, die man durch eine gezielte Massage aktivieren kann. Somit kann eine gut durchgeführte Handmassage ebenso qualitativ hochwertig sein und zu einer umfassenden körperlichen Entspannung führen wie andere Massagearten.

1. Streichen Sie mit Ihrer linken Handfläche die Rückseite der rechten Hand von den Fingerspitzen bis zum Handgelenk. Bewegen Sie die rechte Hand wieder zurück bis zu den linken Fingerspitzen. Wiederholen Sie dies 10 Mal.

2. Setzen Sie sich bequem auf einen Stuhl, und legen Sie die Hände auf die Oberschenkel. Umfassen Sie mit der rechten Hand den kleinen Finger der linken Hand, und streichen Sie linienförmig mit dem Daumen der rechten Hand den gesamten Bereich zwischen dem Handgelenk und den Fingern. Wiederholen Sie diese Übung 10 Mal. Anschließend führen Sie die Übung weitere 10 Mal durch und verstärken hierbei den Druck deutlich.

3. Nehmen Sie mehrmals am Tag einen Tennisball, und drücken Sie ihn fest mit einer Hand. Wechseln Sie zwischendurch die Seite. Durch diese Übung werden ermüdete Finger und Hände aktiviert und für die Durchführung anderer Selbstmassageanwendungen gestärkt.

Arme

Eine Selbstmassage der Arme kann auch dazu verhelfen, Spannungen in anderen Körperregionen wie z. B. den Schultern zu lindern.

1. Streichen Sie mit der rechten Handfläche den linken Arm, beginnend am Handgelenk bis zur Schulter. Je näher Sie in den Bereich der Schulter gelangen, umso fester drücken Sie die Handfläche auf. Kehren Sie zurück bis zum Handgelenk, und wiederholen Sie diese Übung 5 Mal. Wechseln Sie anschließend die Seite.

2. Bilden Sie mit der rechten Hand eine lockere Faust, und klopfen Sie damit über die Arminnenseite, beginnend mit der Achselhöhle hinab zu den Fingerspitzen. Zurück klopfen Sie die Armaußenseite.
Wiederholen Sie die Übung 5 Mal, und streichen Sie die Bewegungen aus, bevor Sie die Seite wechseln.

3. Mit dem rechten Daumen üben Sie kreisförmig Druck auf Ihren Unterarm aus. Wenn Sie im Bereich des Ellenbogens ankommen, führen Sie mit dem Daumen und den Fingern die kreisförmigen Bewegungen in allen Vertiefungen des Ellenbogens durch.

Füße

1. Eine Fußmassage wirkt besonders nach einem langen Tag sehr wohltuend. Setzen Sie sich bequem auf einen Stuhl, ziehen Sie die Schuhe und Strümpfe aus. Waschen Sie die Füße, und trocknen Sie sie gründlich ab. Danach spreizen Sie die Zehen eines Fußes und fädeln die Finger hindurch.
Drücken Sie die Handfläche nun gegen die Fußsohle, und bewegen Sie den Fuß ungefähr 10 Mal abwechselnd nach vorne und hinten.

2. Legen Sie eine Hand auf die Fußsohle und die andere auf die Oberseite des Fußes. Streichen Sie gleichzeitig mit beiden Händen bis zu den Zehen und wieder zurück. Wiederholen Sie diese Übung 10 Mal. Wechseln Sie anschließend die Seite.

3. Vor dem Schlafengehen massieren Sie die Fußsohlen mit Lavendelöl mit kreisenden Bewegungen. Anschließend ziehen Sie Baumwollsocken an, damit das Öl nicht die Bettwäsche verschmutzt. Die abendliche Lavendelölanwendung verhilft durch den Duft und die Massage, sich zu entspannen. Als netter Nebeneffekt können hierdurch raue Hautstellen an den Füßen beseitigt werden.

4. Für eine Fußmassage ist es eine gute und regelmäßige Übung, die Füße auf einem Tennisball zu rollen. Hierfür stellt man sich an eine Wand und stützt sich daran mit einer Hand ab. Legen Sie einen Fuß auf den Tennisball, und legen Sie langsam und stetig mehr Körpergewicht darauf.
Wenn der Ball fest gegen die Fußsohle drückt, bewegen Sie den Fuß vorsichtig und rollen den Tennisball zur Ferse, zurück zur Mitte und zu den Zehen. Rollen Sie den Ball ungefähr 5 Minuten lang hin und her.

OSTEOCHONDROSE ERFOLGREICH BEHANDELN

Oberschenkel

1. Setzen Sie sich bequem auf den Rand eines Stuhls. Schließen Sie die Hände zu Fäusten, und beklopfen Sie die Innenseite der Oberschenkel. Wechseln Sie anschließend zu den Außenseiten der Oberschenkel, dann wieder mit den Innenseiten beginnen. Insgesamt sollte jede Seite 10 Mal beklopft werden.

Verspannungen und Kopfschmerzen

1. Legen Sie Ihre Handflächen auf die Wangen, und gleiten Sie sanft hinunter zum Kinn. Am Hals angekommen, schieben Sie die Hände aneinander vorbei, sodass jede Hand auf der gegenüberliegenden Schulter liegt. Streichen Sie leicht über die Schultern, über die Arme bis hin zu den Fingerspitzen. Wiederholen Sie diese Übung 5 Mal.

Zum Wachwerden

1. Zum Wachwerden oder zur Beendigung einer Massagesitzung stehen Sie auf und klopfen in einem schnellen Tempo die Hüften und Po mit locker geballten Fäusten.

2. Bilden Sie mit Ihrer rechten Hand eine Faust, und klopfen Sie damit sanft Ihre linke Schulter. Das Handgelenk wird dabei flexibel gehalten. Wiederholen Sie die Übung auf der anderen Schulterseite.

Entspannung

1. Geben Sie ungekochten Reis in eine Tennissocke, bis diese zu einem Dreiviertel gefüllt ist. Verschließen Sie die Socke fest mit einem Gummiband, und erhitzen Sie sie ungefähr 2 Minuten lang in der Mikrowelle.
Mit der erwärmten Socke und einem leichten Druck streichen Sie die Arme und Beine. Sobald die Socke erkaltet ist, beenden Sie die Selbstmassage. Die Socke kann immer wieder verwendet werden.

Bei der Anwendung einer Selbstmassage gibt es folgende Kontraindikationen:

- akute fieberhafte Krankheiten oder Infektionen

- akute Entzündungen, die mit Eiter einhergehen

- bösartige Tumorerkrankungen

- Hautausschlag, Hautläsionen, Hautinfektionskrankheiten, Pilzbefall der Haut

- Schwangerschaft

- Verletzung von inneren Organen

- Blutkrankheiten

- Krampfadern

- Thrombosen

Barfußlaufen – zurück zum Ursprung

Damit eine gesunde Wirbelsäule aufrecht stehen kann, ist sie auf das Fundament des Körpers, nämlich die Füße, angewiesen. Unsere Füße sind ein beeindruckendes und höchst kompliziertes Meisterwerk der Natur. Sie werden täglich so stark strapaziert und beansprucht, dass man meinen müsste, dass sie mindestens eine so liebevolle Pflege erfahren würden wir unsere Haare und das Gesicht. Doch weit gefehlt, denn die Füße fristen eher ein kümmerliches Schattendasein und werden meistens sehr vernachlässigt. Man denkt fast nie über die Füße nach, genauso wenig weiß man allerdings auch über sie.

Oder haben Sie sich jemals Gedanken darüber gemacht, dass Ihre Füße bis zu 4 Mal um die gesamte Erde tragen? Und wussten Sie, dass die Füße die am meisten belasteten Körperteile sind und demzufolge auch einen enormen Einfluss auf die Gesundheit Ihres Rückens haben? Haben Sie sich schon mal damit auseinandergesetzt, wie Sie mit der Unterstützung Ihrer Füße auch die Gesundheit Ihres Rückens fördern?

Wenn es um die gesündeste Fortbewegungsart geht, die dem Menschen naturgemäß zur Verfügung steht, dann gibt es keinen Zweifel daran, dass Barfußgehen die natürlichste und gesündeste Art der Fortbewegung ist. Unseren Vorfahren war das durchaus bekannt, zumindest praktizierten sie es täglich, indem sie durchschnittlich 20 Kilometer zu Fuß zurücklegten – barfuß.

In der heutigen Zeit kennen wir dies nur von einigen übrig gebliebenen Urvölkern wie z. B. den Massai, die natürliche weiche Böden für ihr Barfußlaufen bevorzugen. Unsere heutige moderne Lebensweise ist hiervon sehr weit entfernt. Allerdings entdecken seit kurzer Zeit auch zivilisierte Menschen den Nutzen des Barfußlaufens neu, denn ihnen sind längst die gesundheitsfördernden Eigenschaften bewusst.

Doch stellen sie noch immer die große Aufnahme in unserer modernen Welt dar, bestimmt wird unsere Lebensweise dadurch, dass wir von morgens bis abends Schuhe tragen. Bei jeder Gelegenheit, außer während der Nachtruhe tragen wir Schuhe. Und selbst wenn wir Sport treiben, wechseln wir zwar die

Schuhe, aber wir kommen nicht auf die Idee, dass bestimmte Sportarten barfuß ausgeübt eventuell noch viel effektiver sein könnten. Schuhe bieten zwar Halt und Stabilität, aber sie sorgen auf der anderen Seite auch dafür, dass sie die Füße und Knöchel in ihrer Beweglichkeit und ihren natürlichen Bewegungen einschränken. Dies führt unweigerlich zu einer Schwächung bestimmter Muskeln und einem erhöhten Verletzungsrisiko wie beispielsweise verstauchte Knöchel.

Werden hingegen die Schuhe abgelegt und wird das Barfußlaufen regelmäßig praktiziert, dann kommt es zu einer Aktivierung und Stärkung der in der Vergangenheit geschwächten Muskeln. Hiervon profitieren nicht nur die Füße, sondern auch die Beine, was sich auch durch ein reduziertes Verletzungsrisiko bemerkbar machen kann.

Trotz der inzwischen bekannten Vorteile des Barfußlaufens wirkt der Gedanke ans Barfußlaufen auf die meisten Menschen noch eher befremdlich. So ist es in der heutigen Welt auch kaum denkbar, dass sich ein Mensch barfuß durch den Alltag bewegt. Oder wie oft haben Sie schon jemanden gesehen, der barfuß einen Supermarkt oder ein Restaurant betrat, ohne Schuhe Straßenbahn fuhr, barfuß in einer Bank auftauchte oder ohne Schuhe eine Schneewanderung unternahm? Ganz sicher wären Ihnen derartige Ereignisse aufgefallen, denn wer barfuß durch sein Leben schreitet, kann sich der Blicke seiner Mitmenschen ganz sicher sein. Schlimmer noch, denn er kann sich ihnen kaum entziehen, weil er auf die meisten Menschen wie ein Außerirdischer wirkt.

Dabei ist es längst kein Geheimnis mehr und ist es wissenschaftlich bewiesen, dass sich Barfußlaufen äußerst positiv auf die gesamte Gesundheit und insbesondere den Bewegungsapparat auswirken kann und zu einem Training wichtiger Muskeln führt.

Hauptsächlich wird dieser Effekt durch die veränderte Lauftechnik und den erschütterungsfreien Bewegungsablauf erreicht, was zu einer Abfederung der Stöße führt, denen die Füße bzw. der Bewegungsapparat ansonsten tagtäglich auf den allgegenwärtigen harten Böden ausgesetzt sind. Ja, es ist immer wieder erstaunlich, wie sich das Gehverhalten verändert, sobald die Schuhe abgelegt werden. Man macht nicht nur automatisch kürzere Schritte, sondern man kommt auch eher mit dem Vorderfuß auf.

Viele Menschen scheuen bei dem Gedanken an Barfußlaufen davor zurück, dass sie von nun an über splittrige Äste, Glasscherben und spitze Stein laufen sollen, egal ob es piekt oder noch schlimmer ausgeht. Dabei muss man nicht gleich sein ganzes Leben auf 100 % Barfußlaufen umstellen. Die Gesundheit im Allgemeinen und den Rücken im Speziellen freut es, wenn tagsüber ein paar Zeitfenster für`s Barfußlaufen zur Verfügung stehen.

Und es geht auch nicht darum, sich von nun an mit den barfußentwöhnten Füßen auf den harten Kieselweg im Garten zu begeben. Es kann alles mit wesentlich sanfteren Maßnahmen angegangen werden, zu denen auch spezielle Schuhe gehören, die das Barfußlaufen gerade für Anfänger deutlich erleichtern.

Denn seit einigen Jahren haben einige Schuhhersteller Furore gemacht, indem durch spezifisch entwickelte Modelle das Barfußlaufen imitiert werden kann. Die Ausstattung derartiger Schuhe ist sehr unterschiedlich, während einige über sehr klobige Sohlen verfügen, haben andere sehr dünne Sohlen und so aussehen wie Handschuhe für Füße.

Diese sogenannten Barfußschuhe erleichtern den Einstieg in das Barfußleben ungemein und schmälern die Überwindung, sich auch mal ohne diese Hilfsmittel barfuß und in freier Natur zu bewegen, deutlich. Als Übungsstätte eignet sich zunächst der eigene Garten, sodass man sich außerhalb des Wohnbereichs auf dem weichen Rasen an das Barfußgefühl gewöhnen kann.

Sehr schöne Erfahrungen bieten inzwischen zahlreiche Barfußparks, die innerhalb der vergangenen ca. 10 Jahre in einigen touristischen Orten in Deutschland, Österreich und der Schweiz entstanden sind. Die Länge der Barfußpfade ist sehr unterschiedlich, aber umfasst in der Regel immer mehrere hundert Meter, im Idealfall sind die Pfade auch über 2 Kilometer lang. Auf dieser Länge wechseln sich die Bodenbeläge häufig ab, sodass man durch Schlamm, Wasser, feinen Kies, groben Kies, Rasen, Sand, Rindenmulch und diverse andere Materialien läuft und hierdurch eine sehr intensive Inspiration und Aktivierung der Fußsohlen erfährt, die sich auch durch eine gesteigerte Empfindung der Nervenfasern bemerkbar macht.

Da diese öffentlich zugänglichen Barfußpfade von den Betreibern regelmäßig gewartet werden, ist hier ein deutlich geringeres Verletzungsrisiko gegeben als in der freien Natur.

Dennoch, und insbesondere außerhalb dieser Barfußpfade, sollte man sich durchaus auch einiger Gefahrenpotentiale bewusst sein, die Barfußlaufen mit sich bringen kann. Selbst im eigenen Garten können diese lauern und für unliebsame und unvergessliche Ereignisse sorgen, sei es in Form von stechfreudigen Insekten, Dornen, Holzsplittern oder einem scharfkantigen Stein. Denn nur ein einziger unglücklicher Tritt in einen dieser unliebsamen Gegenstände kann nicht nur ziemlich schmerzen, sondern auch unangenehme Verletzungen mit sich bringen.

Wer schon mal irrtümlicherweise in eine Biene getreten ist, wird sich wahrscheinlich auch heute noch mit einem mulmigen Gefühl an dieses Erlebnis zurückerinnern. Eine Auffrischung einer Tetanusimpfung kann gegebenenfalls Schlimmeres wie einen gefährlichen Wundstarrkrampf verhindern. Gerade für Anfänger kann diese Impfung sehr wichtig sein, weil hier die Verletzungsgefahr aufgrund der noch untrainierten Fußsohlen größer ist.

Auch bei bestimmten Vorerkrankungen sollte das Barfußlaufen überdacht werden, um keine ungewollten Überraschungen zu erleben. Wer beispielsweise Blutverdünnungsmittel einnimmt, von einer Insektenallergie betroffen ist oder Empfindungsstörungen in den Füßen aufweist und aus diesem Grund Verletzungen nur mit zeitlicher Verzögerung wahrnimmt, sollte beim Barfußlaufen vorzugsweise auf entsprechende Barfußschuhe zurückgreifen.

Bei bereits bestehenden Rückenbeschwerden wie der Osteochondrose ist man gut beraten, das Barfußlaufen im wahrsten Sinne des Wortes mit kleinen Schritten zu beginnen und sich langsam zu steigern. Sicherheit sollte unbedingt Vorrang vor zu großem Ehrgeiz haben.

Sitzen – eine große Belastung für den Rücken

Ob tagsüber im Büro, abends vorm Fernseher, beim Mittagessen am Tisch und zwischendurch im Auto – unser Alltag ist vollgestopft mit Situationen, in denen wir uns in einer sitzenden Position befinden. Der weiteste Weg, den viele von uns täglich zurücklegen, ist der vom Schreibtisch zum Auto.

Und so ist es keine Seltenheit, dass sich ein erwachsener Mensch täglich nicht mehr als 400 m bewegt und den Rest des Tages in sitzender oder liegender Position verbringt. Doch ausgerechnet für eine derartige Lebensweise ist unsere Wirbelsäule gar nicht gedacht. Und wer von Osteochondrose betroffen ist, trägt mit diesem Lebensstil ganz maßgeblich dazu bei, dass die Krankheit einen ungünstigen Verlauf nehmen wird.

Denn ein großes Problem besteht darin, dass ausgerechnet das Sitzen die größte Belastung für unseren Rücken darstellt. Diese entsteht hauptsächlich durch die Stauchung der Wirbelsäule, in deren Folge ein enormer, meist einseitiger, Belastungsdruck der Bandscheiben auftritt. Verschärft wird diese Situation, indem die Bänder und Muskeln im Sitzen entspannen. Dies hat zur Folge, dass im Gegensatz zum Stehen oder Liegen die physiologische Krümmung der Wirbelsäule nicht aufrechterhalten bleibt.

Als wäre dies noch nicht genug Belastung für unseren Rücken, spitzt sich die Situation schließlich dadurch zu, dass sich die Bandscheiben nicht ausreichend mit Flüssigkeit füllen, wenn regelmäßige Bewegung durch Veränderungen der Sitzposition oder Aufstehen fehlt.

Erschwerend kommt bei den meisten Menschen eine äußerst rückenschädigende Sitzposition hinzu. Wenn man sich die heutige allgegenwärtige Körperhaltung von Kindern, Jugendlichen und Erwachsenen genauer ansieht, fällt schnell auf, dass die meisten Menschen in scheinbar bequemer sitzender Position verharren, mit einem runden Rücken und nach vorn gerichteten Schultern. Dabei ist dies bei genauerer Betrachtung alles andere als bequem, sondern vielmehr sehr verkrampft.

Und das Schlimme daran ist, dass nur den wenigsten Menschen diese ungesunde Körperhaltung überhaupt bewusst ist. Stundenlang verharren sie in dieser Position, ohne diese zwischendurch auch nur ansatzweise zu verändern, geschweige denn, aus der sitzenden Position zwischendurch mal eine stehende zu machen. Mit der Zeit führt dies unweigerlich dazu, dass sich die Muskulatur im Bauchbereich verkürzt. Im Gegenzug dazu kommt es durch den gekrümmten Rücken zu einer Überdehnung und somit einer Abschwächung der Rückenmuskulatur. Langzeitfolgen sind hierdurch fast schon vorprogrammiert und nur noch eine Frage der Zeit.

Auch wenn man im Grunde weiß, dass die eine oder andere Sitzposition nicht förderlich für die Rückengesundheit ist, und dass langes Verharren in ein und derselben Sitzposition reines Gift für den Rücken bedeutet, so lässt sich bei vielen Menschen ein rückenfreundlicher Alltag kaum bewerkstelligen. Denn im heutigen stressbehafteten Alltag sind wir allzu vielen Zwängen unterworfen, sei es in der Schule, am Arbeitsplatz oder in öffentlichen Verkehrsmitteln, sodass sich viele gut gemeinte Vorsätze leider nicht immer so einfach realisieren lassen.

Denken wir nur mal an den Fliesenleger, die Bäckereifachverkäuferin, eine Kassiererin im Supermarkt, einen Zahnarzt oder einen Postboten. Diese Liste ließe sich unendlich fortsetzen, doch allein schon diese wenigen Beispiele machen deutlich, wie es um die Rückengesundheit vieler Menschen im beruflichen Alltag gestellt ist.

Solange sich noch keine gravierenden Probleme bemerkbar machen, sich weder ein häufiger Hexenschuss, ein heftiger Bandscheibenvorfall oder eine Osteochondrose zeigt, macht sich kaum jemand Gedanken über seine ungünstige Körperhaltung, mit der er sich langfristig großen Schaden zufügen kann. Erst wenn die ersten gravierenden Probleme eingetreten sind, wird den meisten Menschen bewusst, was sie durch ihr unbedachtes Sitzverhalten ihrem Rücken jahrelang zugemutet haben. Doch dann ist der Schaden meistens schon so groß, dass er nicht mehr mit minimalem, sondern nur noch mit maximalem Aufwand zu begrenzen ist.

Wer die Diagnose Osteochondrose erhalten hat, ist gut beraten, sich rechtzeitig mit der Thematik *Sitzen* auseinanderzusetzen und für eine gesündere Sitzposition und Körperhaltung im Alltag zu sorgen.

Stuhlbeschaffenheit und Sitzposition

Lange, sitzende Tätigkeiten verursachen Wirbelsäulenprobleme und begünstigen die Osteochondrose. Insbesondere gehört der ergonomische Arbeitsplatz bei Rückenproblemen mehr in den Fokus gerückt.

Auf rückenfreundliches Sitzen haben insbesondere die Stuhlbeschaffenheit und die Sitzposition großen Einfluss. Man sollte darauf achten, dass die Sitzfläche ca. 2/3 der Oberschenkel abdeckt und sie sich auf der Höhe der Knie befindet.

Die Rückenlehne ist ideal, wenn sie der Krümmung der Wirbelsäule entspricht. Bei einer senkrechten Rückenlehne ist es sinnvoll, ein kleines Kissen in den Lendenwirbelbereich zu legen. Bei den meisten modernen Bürostühlen ist dies allerdings nicht erforderlich, weil diese mit einer Ausbuchtung ausgestattet sind, die sich genau im Lendenbereich befindet und die Wirbelsäule optimal unterstützt. Dies wird allerdings nur dann erreicht, wenn die Wölbung auf die jeweiligen Körpermaße angepasst ist.

Der obere Bereich der Rückenlehne ist leicht nach vorne geneigt. Damit sich der Rücken bei jeder Bewegung anpassen und mitbewegen kann, sollte man sich für einen Bürostuhl entscheiden, der „dynamisches Sitzen" ermöglicht. Die Rückenlehne ist bei diesen Stühlen nicht arretiert.

Möglichst vermeiden sollte man Stühle ohne eine Rückenlehne, weil ohne die hierdurch geleistete Unterstützung die gesamte Last auf die Bandscheiben übertragen wird, es sei denn, man wählt spezielle ergonomisch geformte Sitzgelegenheiten aus, die tatsächlich einen kompletten Verzicht auf eine Rückenlehne ermöglichen. Insbesondere sind hier Schalensitze und muldenartig geformte Sitzflächen zu nennen, die so geformt sind, dass das Becken eine optimale Position einnimmt, indem es sich leicht nach oben und vorne bewegt und sich hierdurch eine gesunde Sitzposition einstellt.

Auch wenn bei einigen dieser speziellen ergonomischen Sitzmöglichkeiten bewusst auf eine Rückenlehne verzichtet wird, so sind sie dennoch in vielen Fällen gesundheitsfördernder als Sitzgelegenheiten, die nur über eine unwirksame Rückenlehne verfügen, bei der die Krümmung der Wirbelsäule nicht ausreichend berücksichtigt wird.

Länger andauernde falsche Sitzpositionen sollten möglichst gemieden werden, denn sie können die Wirbelsäulenstruktur weiter verschlechtern und bereits bestehende Rücken- und Nackenschmerzen verstärken. Insbesondere krumme Körper- und Beugehaltungen sollte man verhindern. Stattdessen ist auf eine aufrechte Körperhaltung zu achten. Hierbei können die Arme begleitend eingesetzt werden, indem man diese auf dem Schreibtisch breit abstützt oder seitlich auf die Stuhllehnen ablegt. Die Oberarme sollten dabei parallel zur Wirbelsäule ausgerichtet sein. Die Füße befinden sich fest am Boden, die Oberschenkel verlaufen hierzu parallel. Bei Computertätigkeit ist der Blick auf die Mitte des Bildschirms auszurichten.

Aufrechtes Sitzen und Stehen kann durch gezielte Übungen der Haltungsschule erlernt werden, auch das passende Mobiliar hilft dabei.

Regelmäßige Entlastungen

Bei einer sitzenden Tätigkeit sollte darauf geachtet werden, dass man regelmäßig im Abstand von einer Stunde aufsteht und sich bewegt. In der Zwischenzeit sollte eine Positionsveränderung im Abstand von ca. 15 Minuten erfolgen. Dies kann durch gelegentliches Zurücklehnen, Strecken und durch Bewegung der Arme und Beine erfolgen. Der Kopf kann zur Seite geneigt werden.

Wenn man zwischendurch die nötigen Positionsveränderungen vernachlässigt, meldet sich irgendwann der Körper selbst. Durch Signale wie z. B. Müdigkeit oder leichtes Ziehen im Rücken- oder Schulterbereich macht er darauf aufmerksam, dass eine Position geändert werden sollte. Empfehlenswert ist außerdem, sich im Abstand von 1 bis 2 Stunden für einige Minuten in Rücken lage zu begeben, um die Wirbelsäule und insbesondere die Bandscheiben zu entlasten.

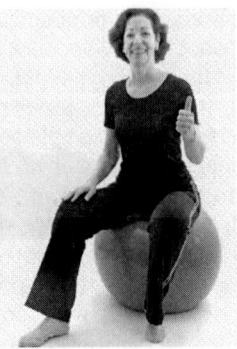

Hilfsmittel für gesundes Sitzen

Die Industrie hat längst erkannt, welch großes Potential darin steckt, rückenfreundliche Hilfsmittel anzubieten. Unweigerlich hat dieser Boom der vergangenen Jahre dazu geführt, dass es für einen Laien fast unmöglich ist, sich einen zuverlässigen Überblick über die vielen Angebote zu verschaffen. Hilfreich ist es also, sich mit dem Thema etwas vertrauter zu machen und einige Eckpunkte zu beachten, bevor man sich womöglich falsch entscheidet.

Ziel aller sogenannten Entlastungshilfen sollte es sein, dass die Wirbelsäule in die Lage versetzt wird, ihre natürliche S-Form einzunehmen. Insbesondere bei stundenlangem Sitzen leisten diese Hilfsmittel oft sehr gute Dienste und führen zu einer deutlichen Entlastung der Wirbelsäule und einer Vermeidung von Verspannungen.

Nützlich sind auch entsprechende Sitzhilfsmittel wie Keilkissen, Lendenkissen und luftgefüllte Gummikissen, die in diversen Sanitätshäusern erhältlich sind.

Sitzball

Seit einigen Jahren hat ein aus PVC hergestellter aufblasbarer Sitzball Einzug in Privathaushalte und Büroräume gehalten. Auch wenn dieser große unförmig wirkende Ball im ersten Augenblick nicht unbedingt den Anschein erweckt, sich förderlich auf die Rückengesundheit auszuwirken, so erkennt man bei genauerer Betrachtung doch sehr schnell, dass er sehr hilfreich sein kann.

Denn indem man auf diesem großen Ball sitzt, wird der Körper ständig gefordert und bleibt in Bewegung, weil er sich im Gleichgewicht halten muss. Dieser stetige Balanceakt bewirkt ganz automatisch einen intensiven Trainingseffekt, bei dem verschiedene Muskelpartien, und hier insbesondere die Rücken-, Bauch- und Beinmuskeln, aktiviert werden. Während die Rücken- und Bauchmuskulatur hauptsächlich durch die ständige Bewegung ein automatisches Training erhält, kommt es zur Aktivierung der Beinmuskeln, indem z. B. Gegenstände, die sich auf dem Schreibtisch befinden, aus der Sitzposition heraus erreicht werden sollen und hierdurch die Muskeln im gegenüberliegenden Bein kontrahiert werden. Somit kann diese Art des Sitzens sogar ein bisschen Fitness in den bewegungsarmen Alltag bringen.

Sitzt man stattdessen in einem ganz normalen Bürostuhl, findet fast keine Bewegung des Körpers statt, weil sich der Rücken in konstanter Ruheposition befindet. Nicht selten zeigt sich dann das Ergebnis eines langen Bürotages durch einen steifen schmerzenden Rücken mit Verspannungen im Nackenbereich.

Wer gerade erst beginnt, seinen alltäglich genutzten Stuhl gegen einen Sitzball auszutauschen, sollte diese Umstellung in kleinen Schritten vornehmen. Wenn der Körper noch nicht an diese Sitzweise gewöhnt ist, ermüden die Muskeln schneller, wodurch es leicht zu Unfällen kommen kann. Man sollte den Muskeln also die nötige Zeit einräumen, um sich an diese Position zu gewöhnen. Nach dem kontinuierlichen Aufbau ist es schließlich möglich, den Sitzball auch für längere Zeiträume einzusetzen, allerdings sollte der Sitzball immer nur als eine Ergänzung zu einem Stuhl und nicht als eine alleinige Sitzgelegenheit genutzt werden.

Manche Personen berichten von deutlichen Verbesserungen ihrer Rückenschmerzen, wenn sie regelmäßig den Sitzball nutzen. Allerdings wird dieser Aspekt auch kontrovers diskutiert. So empfehlen einige Therapeuten, stattdessen bei akuten Rückenschmerzen einen ergonomischen Stuhl zu bevorzugen, um eine Unterstützung des Rückens zu erreichen. Einige Kritiker bemängeln außerdem das Fehlen der Armlehnen, sodass der Oberkörper nicht ausreichend unterstützt würde. Zu bedenken geben Kritiker auch, dass in einigen Fällen nicht auf eine ausreichende Ausrichtung bezogen auf den Schreibtisch geachtet werde, sodass der Ball nicht immer hoch genug sei, um den Schreibtisch in der richtigen Position erreichen zu können.

Die Anschaffung des Sitzballes ist sehr einfach und kostengünstig. Damit eine persönlich passende Sitzhöhe ermöglicht wird, sind die Bälle in unterschiedlichen Größen erhältlich. Viele Sanitätshäuser verfügen über ein entsprechendes Sortiment und sind dabei behilflich, den Ball mithilfe einer Luftpumpe aufzublasen.

Rückenschonendes Heben und Tragen

Zu den stärksten Belastungen und Gefahren des Rückens gehören Bück- und Hebebewegungen. Diese können bei der Osteochondrose zu einer unnötigen Verschärfung der Erkrankung führen. Jahrelange falsche Bewegung hat in den meisten Krankheitsfällen zur Osteochondrose geführt. Diese „alten" Fehler sollten sich daher nicht weiter fortsetzen. Richtiges Heben und Tragen, auch das kann man lernen.

Und wer kennt es nicht, dass man aus einer unbedachten, lockeren Bewegung heraus plötzlich einen schrillen heftigen Schmerz im Rücken verspürt, der sich seinen Weg durch sämtliche Körperteile sucht.

Ruckzuck ist er da, der Hexenschuss, ein eingeklemmter Nerv oder gar ein richtig heftiger Bandscheibenvorfall. Dabei war das entsprechende auslösende Ereignis wahrscheinlich äußerst banal und eigentlich fast unwürdig, so eine höchst ärgerliche Verletzung des Rückens zu verursachen.

Da wollte man mit einem lässigen Hüftschwung und abgewinkelter Wirbelsäule mal eben die Bierkiste aus dem Kofferraum heben, man wollte auf die Schnelle den geöffneten Schnürsenkel verschließen, vor dem Tennisspiel seine Socken anziehen, die Haare am Badewannenrand waschen oder die Vergissmeinnicht im Garten einpflanzen. Gelegenheiten für falsche Bewegungen und eingeschlichenes Fehlverhalten bei Bewegungsabläufen gibt es reichlich, und gerade die zahlreichen Alltagstätigkeiten bergen eine fast ungeahnte Gefahr, sodass derart ungünstige Bewegungen mit fatalen Folgen fast überall und jeden Tag vorkommen können.

Wer schon Rückenprobleme hat, wird da etwas vorsichtiger, so auch häufig Menschen mit Osteochondrose. Lieber etwas mehr Vorsicht walten lassen, damit sich erst gar nicht so ärgerliche, weil eigentlich vermeidbare Vorfälle, ereignen. Häufig sind es gar nicht mal so große Veränderungen, die derartige Risiken reduzieren können und im Alltag rückenschonendes Heben und Tragen ermöglichen. Die Frage ist hier zumeist nur das „Wie". Nachfolgend erfahren Sie einige der wesentlichsten Vorkehrungen für rückenschonendes Verhalten.

Damit die rückenschonenden Bewegungsabläufe in den Alltag integriert werden, ist es sinnvoll, diese mit Übungsgegenständen wie z. B. einer leeren Kiste Wasserflaschen zu trainieren.

Schwere Gegenstände

Grundsätzlich gilt es zu beachten, dass bei bereits vorhandenen Rückenproblemen das Aufheben und Tragen von schweren Gegenständen vermieden werden sollte. Alles, was mehr als 10 Kg wiegt, sollte man lieber seinen stärkeren Familienangehörigen oder Freunden überlassen. Immerhin werden die Bandscheiben der Lendenwirbelsäule mit beeindruckenden 350 kg belastet, wenn man einen Gegenstand mit einem Gewicht von 25 kg anhebt.

Bei einer falschen Körperhaltung kann die Belastung sogar bis zu 500 Kg ausmachen. Dies ist dann der Fall, wenn man eine schwere Last mit geradem Rücken und ausgestreckten Armen hochhebt.

Alternativ kann man eine schwere Last auch mit jemandem gemeinsam tragen. Hierbei ist es wichtig, dass sich beide Personen parallel bewegen.

Falls möglich, sollten schwere Lasten auf kleinere Transporteinheiten aufgeteilt werden.

Eine gute Lösung ist auch der Einsatz von Hilfsmitteln wie Schubkarren, Sackkarren, Rollbrettern, Einkaufswagen und Trolleys.

Anheben

Wie man einen schweren Gegenstand optimal vom Boden aufhebt, kann man am einfachsten bei Gewichthebern abschauen. Denn auch sie beugen beim Bücken stets die Knie und bücken sich niemals mit durchgedrückten Knien.

Für das Anheben stellen Sie sich frontal und möglichst dicht an den jeweiligen Gegenstand. Stellen Sie die Füße hüftbreit auseinander, und stellen Sie die Beine etwas nach außen. Die Fußsohlen stehen fest auf dem Boden. Wenn der Gegenstand besonders schwer ist, positionieren Sie ein Bein etwas zurück.

Lassen Sie den Oberkörper aufgerichtet und den Nacken gestreckt. Kippen Sie das Becken nach vorne, und gehen Sie in die Hocke. Begeben Sie sich nur so tief wie nötig in die Hocke, und spannen Sie die Bauchmuskulatur an. Arbeiten Sie aus den Beinen bzw. Knien heraus, und heben Sie die Lasten nicht mit den Armmuskeln.

Ziehen Sie den Gegenstand möglichst nah an sich heran, sodass er möglichst zwischen den Beinen steht. Erst in dieser Position heben Sie die Last an und greifen diese so, dass Sie nicht zu einer Seite kippen. Beim Aufrichten halten Sie den Rücken gestreckt und vermeiden ein Hohlkreuz und einen runden Rücken.

Vermeiden Sie unbedingt ruckartige Hebebewegungen und seitliche Bewegungen, die über die Beinachse hinausgehen.

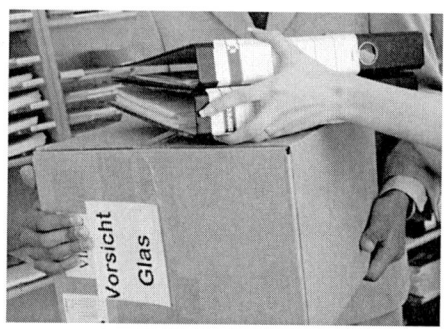

Haltung der Arme beim Tragen

Halten Sie schwere Gegenstände nicht mit ausgestreckten Armen, sondern vermindern Sie die Belastung der Wirbelsäule, indem Sie die Gegenstände möglichst nah am Körper tragen.
Wenn Sie mehrere Gegenstände seitlich tragen, vermeiden Sie einseitiges Tragen. Verteilen Sie stattdessen die Last gleichmäßig auf beide Arme, um hierdurch die Wirbelsäule geringstmöglich zu belasten. Denken Sie bei Ihrem nächsten Einkauf daran, eine zweite Einkaufstasche mitzunehmen, damit Sie nicht unnötig die Last auf nur einer Körperseite transportieren müssen.

Körperhaltung beim Tragen

Die Körperhaltung sollte beim Tragen von Gegenständen möglichst aufrecht sein und mit gestrecktem Nacken erfolgen. Wenn Sie etwas transportieren möchten, sollte dies vorzugsweise in einem Rucksack erfolgen und nicht in einer Schultertasche.

Vermeidung von Drehungen

Wenn Sie einen Gegenstand anheben, sollten Sie eine gleichzeitige Drehung des Rückens unbedingt vermeiden. Dies ist ein sehr häufiger Auslöser für einen Hexenschuss und Bandscheibenvorfall. Aber auch wenn es nicht zu einer derart gravierenden Beeinträchtigung kommt, ist eine gleichzeitige Beugung des Rückens mit einer Drehung das Ungünstigste, was man seiner Wirbelsäule überhaupt zumuten kann, insbesondere wenn dabei schwere Gegenstände getragen werden.
Damit dies nicht passiert, richten Sie sich beim Anheben zuerst komplett auf, und drehen Sie erst dann den gesamten Körper mit den Füßen.

Absetzen der Last

Genauso wie beim Anheben, sollte man auch beim Absetzen der Last in die Knie gehen und dabei den Rücken gerade halten.

Das Bett – wichtiger Regenerationsort für die Wirbelsäule

Haben Sie schon mal darüber nachgedacht, wie viele Stunden Sie tagtäglich im Bett verbringen? Auf das gesamte Leben verteilt, macht der liegende Anteil bei den meisten Menschen ein Drittel ihres Lebens aus. Dies ist leicht nachzurechnen, denn durchschnittlich liegt ein erwachsener Mensch 8 Stunden pro Nacht im Bett, und zwar in einer nur wenig veränderten Körperposition. Wer also 60 Jahre alt ist, kann davon ausgehen, dass er hiervon rund 20 Jahre im Bett verbracht hat. Allein schon diese Vorstellung verdeutlicht, wie wichtig Schlaf ist.

Eigentlich ist der Schlaf dafür vorgesehen, dass sich der Organismus regenerieren kann, sich die Zellen erholen und neue Energie geschöpft wird. Diese lebensnotwendige Regeneration schließt auch die Wirbelsäule mit ein, indem sich die Bandscheiben in der liegenden Position entspannen und mit Nährstoffen versorgt werden. Doch damit diese wichtigen Prozesse überhaupt erst möglich werden, ist es wichtig, dass bestimmte Voraussetzungen geschaffen werden wie insbesondere durch ein gesundheitsgerechtes und rückenfreundliches Bett. Und was für gesunde Menschen schon von allergrößter Bedeutung ist, sollte für Personen mit einer Osteochondrose in besonderem Maße gelten. Wer vor der Entscheidung steht, eine neue Matratze, ein Lattenrost oder ein komplett neues Bett zu kaufen, ist gut beraten, sich im Vorfeld intensiv über rückenfreundliches Schlafen zu informieren und sich nicht nach einem Schnelldurchlauf durch ein Kaufhaus und nach einem 5-minütigen Probeliegen entscheiden. Eine ausführlich Beratung durch einen professionellen Anbieter kann stattdessen 2 Stunden und länger dauern, um all die persönlichen Erfordernisse zu berücksichtigen und die verschiedenen Anforderisse in Einklang zu bringen, die ein individuell passendes Bett erfüllen sollte.

Im Beratungsgespräch sollte man genau darauf achten, inwieweit der Verkäufer auf die persönlichen Bedürfnisse und gesundheitlichen Probleme eingeht. Hinterfragen Sie insbesondere dessen Kenntnisse in Bezug auf ergonomische Richtlinien.

Ein guter Berater kann allerdings auch nur so gut sein, wie er von Ihnen Informationen erhält. Nur wenn dieser von Ihren Schlafgewohnheiten weiß und eventuelle gesundheitliche Einschränkungen kennt, hat er die Möglichkeit, eingehend auf Ihre ganz persönlichen Bedürfnisse einzugehen. Dabei ist es für den Berater nicht nur von Bedeutung, von Ihren orthopädischen Problemen zu erfahren, sondern einen wirklichen Fachberater wird auch interessieren, ob Sie z. B. Herzpatient sind oder unter Kreislauf- und Venenproblemen der Beine leiden. Denn während viele Herzpatienten nicht in ganz flacher Körperposition schlafen können, benötigen Menschen mit Beinvenenstauungen eine Möglichkeit, die Beine höher zu lagern.

Nicht nur Ihre Wirbelsäule profitiert von einem perfekt ausgewählten Bett, sondern die gesamte Gesundheit. Dies hängt hauptsächlich mit der verbesserten Schlafqualität zusammen, die durch ein individuell optimal passendes Bett erreicht werden soll. Ist nämlich beispielsweise die Matratze zu hart, führt dies zu einem häufigen unbewussten Drehen, wodurch wichtige Schlafphasen unterbrochen werden.

Bedenken sollte man auch, dass sich die persönlichen Bedürfnisse im Laufe der Zeit verändern können. Nicht selten sind es ausgerechnet Rückenschmerzen, die darauf aufmerksam machen, dass etwas mit der Bettausstattung nicht mehr passt und eine Änderung erforderlich ist. Damit man sich eine gewisse Flexibilität bewahrt, sollte man die neue Matratze so auswählen, dass man sie ohne großen Aufwand auswechseln kann.

Matratze

Als Kernstück eines jeden Bettes gilt ohne Zweifel die Matratze. Umso wichtiger ist es, dass sie diverse Voraussetzungen erfüllt und nicht einfach nur bequem ist. Dies allein reicht nicht, um die Rückengesundheit zu unterstützen, sondern es ist wichtig, auch noch einige weitere Aspekte zu berücksichtigen.

Einer davon ist, dass die Matratze die physiologische S-Krümmung der Wirbelsäule berücksichtigt, sich an den Körper anpasst und die Wirbelsäule waagerecht liegt. Insofern ist darauf zu achten, dass die Matratze nicht zu weich oder zu hart ist. Auch eine in die Jahre gekommene Matratze leistet keine guten Dienste für die Rückengesundheit und kann weder den erforderlichen stützenden Halt geben, noch den Körper entlasten.

Nur wenn der Wirbelsäule ermöglicht wird, ihre natürliche Form einzunehmen, sind die Bandscheiben in der Lage, sich über Nacht zu regenerieren und sich in dieser waagerechten Position mit der benötigten Gewebsflüssigkeit vollzusaugen, sodass sie tagsüber voll funktionstüchtig als prallgefüllte Stoßdämpfer arbeiten können. Diese für die Rückengesundheit so elementar wichtige Regeneration wird durch eine falsche Matratze stark beeinträchtigt.

Auch Körpergewicht und –größe spielen eine wesentliche Rolle, sodass große korpulentere Personen eine dickere und festere Matratzenbeschaffenheit benötigen als kleine normalgewichtige Menschen. Wenn das Bett zu hart ist, ruhen lediglich die Hüften und Schultern darauf, während eine zu weiche Matratze leicht zu Rückenschmerzen führen kann. Bei der Auswahl einer Matratze sollten auch die persönlichen Schlafpositionen berücksichtigt werden. Wer überwiegend in seitlicher Position liegt, ist mit einer härteren Matratze gut beraten, für Rückenlagen empfehlen sich hingegen eher mittelharte Matratzen. In Bauchlagen sind hingegen weichere Unterlagen anzuraten, damit die Spannung der Nackenmuskulatur entlastet werden kann. Um Rückenschmerzen in der Bauchlage zu vermeiden, hat es sich bewährt, ein kleines Kissen unter den Bauch zu legen, sodass der Bereich der Lendenwirbel etwas begradigt wird.

Ausführliches Probeliegen auf verschiedenen Matratzen mit unterschiedlicher Härte hilft bei der Entscheidungsfindung. Manchmal kann es auch sinnvoll sein, das Probeliegen an einem anderen Tag zu wiederholen. Je älter der Mensch ist, umso weniger ist die Wirbelsäule in der Lage, sich an neue Situationen anzupassen. Für den Matratzenkauf bedeutet dies, dass die neue Matratze sich im Hinblick auf die Härte nicht gravierend von der bisherigen unterscheiden sollte.

Genau genommen hat jeder Mensch andere Bedürfnisse an ein rückenfreundliches Bett, sodass es zu empfehlen ist, sich von einem Fachmann beraten zu lassen. Sparen am falschen Ende würde sich im Laufe der Zeit durch eine in Mitleidenschaft gezogene Wirbelsäule nicht bezahlt machen.

Lattenrost

Nicht nur eine individuell passende Matratze ist für die Rückengesundheit von großer Bedeutung, sondern auch das Lattenrost trägt zur Gesundheit der Wirbelsäule bei. Genauso wie bei der Kaufentscheidung für eine Matratze, sollten auch bei einem neuen Lattenrost die persönlichen Schlafgewohnheiten berücksichtigt werden.

Ein qualitativ hochwertiges Lattenrost ist durch verschiedene Zonen und eine Flexibilität gekennzeichnet, bei der eine persönlich passende Härte eingestellt werden kann. Besonders wichtig ist das Vorhandensein von beweglichen Endpunkten der Querleisten, die als ein wesentliches Qualitätsmerkmal gelten. Da dem Lendenwirbelbereich eine besondere Bedeutung zukommt, sollten hier zwischen 4 und 6 Leisten härteverstellbar sein.

Kopfkissen

Das Kopfkissen sollte nach den persönlichen Liegepositionen ausgewählt werden, nämlich in Rückenlage eher dünn und in Seitenlage dicker. Am idealsten ist ein Federkissen, da sich dieses variieren lässt.

Körperpositionen

Wie man sich bettet, so liegt man, ist eine alte Weisheit, die bei der Osteochondrose von besonderer Bedeutung ist. Je länger man sich im Bett aufhält, umso öfter sollte man für eine Positionsveränderung sorgen, dies gilt für sitzende und liegende Varianten.

Rückenlage

Als besonders schonend für die Wirbelsäule gilt seit jeher die Rückenlage. Ein dünnes Kissen unter dem Kopf und gegebenenfalls unter den Knien unterstützt die rückenfreundliche Position. Man sollte allerdings darauf achten, nur seinen Kopf und nicht die Schultern auf dem Kissen abzulegen.

Bauchlage

Die Bauchlage gilt als eine sehr ungünstige Position für die Wirbelsäule, weil hierbei der Kopf seitlich gedreht wird und die Lendenwirbelsäule ein Hohlkreuz bildet. Somit sollte die Bauchlage nach Möglichkeit vermieden werden.
Wer dennoch die Bauchlage bevorzugt, sollte durch einige kleine Anpassungen für eine bessere Position der Wirbelsäule sorgen. Dies kann dadurch erreicht werden, indem das zum Gesicht liegende Bein und der entsprechende Arm angewinkelt werden. Hierdurch wird die belastende Körperhälfte leicht angehoben, sodass es zu einer Entlastung der Halswirbelsäule kommt. Unterstützend kann auf der Seite des Gesichts ein dünnes Kissen unter den Oberkörper gelegt werden.

Seitenlage

Auch wenn es den meisten Menschen nicht bewusst ist, so verbringen viele von ihnen ungefähr die Hälfte der Nacht in der Seitenlage. Dieser Aspekt sollte bei der Matratzenwahl unbedingt berücksichtigt werden, denn es ist wichtig, dass der Körper besonders im Becken- und Schulterbereich in die Matratze einsinken, aber nicht vollständig durchhängen kann.
Grundsätzlich ist die Seitenlage eine ideale Position, in der sich die Wirbelsäule gut erholen kann. Die Hüfte und die Kniegelenke sollten allerdings gebeugt werden.
Sind bereits Rückenschmerzen aufgetreten, kann eine Seitenlage sogar Linderung verschaffen, bei der man eine Hand unter den Kopf legt und einen Fuß auf den anderen setzt.

Sitzende Position

Wer das Bett nicht nur zum Schlafen nutzt, sondern auch zum Lesen oder Fernsehen, sollte dies in sitzender Position machen, damit der Nacken nicht gebeugt und überanstrengt wird.

Hinlegen

Nachdem Sie sich auf die Bettkante gesetzt haben, spannen Sie die Bauch-muskulatur an. Halten Sie sich mit einer Hand an der Bettkante fest, schwingen Sie die Beine über den Bettrand, während Sie sich seitlich ins Bett legen und sich aus dieser Position heraus auf den Rücken rollen. Ruckartige Bewegungen sollten Sie vermeiden.

Aufstehen

Wenn morgens der Wecker klingelt, ist dies für viele Menschen Anlass genug, wie ein HB-Männchen aus dem Bett herauszuspringen und sich in den Alltag zu stürzen. Sinnvoller ist es allerdings, das Aufstehen gemächlich anzugehen und sich nicht von seinem Wecker bevormunden zu lassen. Wenn während der Woche nicht genügend Muße zur Verfügung steht, sollte man das gemächliche Aufstehen zumindest an den Wochenenden zu einem regelmäßigen Ritual werden lassen. Es braucht nicht viel Zeit und Anstrengung, und dennoch kann es großen Nutzen bringen.

Legen Sie sich auf den Rücken, legen Sie die Hände auf Ihren Bauch, winkeln Sie die Beine leicht an, und atmen Sie tief durch. Wiederholen Sie diese Übung einige Male, und richten Sie Ihre Aufmerksamkeit auf Ihre Bauchdecke, die sich wölbt und wieder senkt.

Nachdem Sie diese Atemübung ungefähr 10 Mal wiederholt haben, strecken Sie die Beine und Arme. Halten Sie diese Anspannung 10 Sekunden, bevor Sie entspannen. Wiederholen Sie diese Übung ungefähr 10 Mal.

Rückenfreundliche Schuhe

Schuhe nehmen heutzutage nicht nur ausschließlich eine Schutzfunktion ein, so wie es noch bei unseren Vorfahren der Fall war, sondern Schuhe sind heutzutage zu einer nicht mehr wegzudenkenden Modefunktion geworden. Dabei sind sie einem steten Wandel unterlegen und nehmen selten Rücksicht auf die Fuß- oder Rückengesundheit ihrer Träger. Hauptsache, die Schuhe sind schick und modern, passen zur neuen Hose und machen die beste Freundin neidisch. Gerade Frauen sind ja seit jeher für ihr angebliches Schuh-Gen bekannt, was von einigen männlichen Mitmenschen auch als Schuhtick bezeichnet wird.

Dabei scheinen sich die Geschlechter nicht wesentlich darin zu unterscheiden, ob sie beim Kauf ihrer Schuhe auf gesundheitsförderliche Aspekte achten. Denn geht es nach Erhebungen namhafter Institutionen wie z. B. dem Deutschen Schuhinstitut (DSI), so zeigt sich, dass es mit der Schuhgesundheit der Deutschen nicht zum Besten zu stehen scheint.

So gehen Fachleute davon aus, dass unglaubliche 75 % aller Deutschen falsche Schuhe tragen, indem diese zu klein, zu groß oder zu eng oder zu weit sind. Dabei wirken sich unpassende Schuhe in vielerlei Hinsicht ungünstig auf die Gesundheit aus, Blasenbildungen, Druckstellen und geprellte Zehennägel sind da noch die kleineren Übel. Gravierender wird es, wenn es durch unpassende Schuhe zu Verletzungen der Füße und Bänder kommt.

Und besonders fatal sind die Auswirkungen, wenn sogar Schäden des Bewegungsapparates aus nicht richtig passenden Schuhen resultieren. Dies ist besonders häufig bei Personen der Fall, die regelmäßig hohe Absätze tragen. Durch die häufig spitz zulaufenden Stöckelschuhe wird nicht nur der Fuß bedenklich eingequetscht, sondern es kommt auch zu einer enormen Verlagerung des Körpergewichts auf den Vorderfuß. Auf lange Sicht gesehen kann man sicher sein, dass man sich hierdurch bleibende Schäden einhandelt, und bei denen die Entwicklung von Spreizfüßen noch das kleinste aller Übel sein dürfte.

Denn auch an der Wirbelsäule gehen die High Heels nicht spurlos vorüber, was darauf zurückzuführen ist, dass der Rücken aufgrund der ungünstigen Körperhaltung in ein Hohlkreuz verfällt und hieraus irreparable Haltungsschäden und eine starke Belastung des Rückens resultieren. Es ist daher selbsterklärend, dass insbesondere während längerer Phasen, wie z. B. während der Arbeitszeiten, auf Schuhe mit hohen Absätzen verzichtet werden sollte.

Doch nicht nur hohe Absätze führen zu einer Schädigung der Wirbelsäule, sondern auch zu flaches Schuhwerk, weil es hierbei nicht zu einer gleichmäßigen Verteilung des Körpergewichts kommt, sondern sich dies zu ca. 70 % auf die Fersen überträgt. Um eine optimalere Verteilung des Körpergewichts zu erreichen, sollte man idealerweise Schuhe mit leichten Absätzen tragen, die ungefähr 2 cm hoch sind.

Dass sich auch zu enges Schuhwerk ungünstig auf die Körperhaltung und den Gang auswirken kann, wird noch weniger berücksichtigt als das Absatzthema. Aber auch zu harte oder zu dünne Schuhsohlen wirken sich belastend auf die Gesundheit des Rückens aus.

Ein untrügliches Zeichen für unpassende Schuhe ist immer, wenn es zu ungleichmäßigen Abnutzungserscheinungen der Sohlen und der Absätze kommt. Hierbei kann man davon ausgehen, dass eine Fehlstellung beim Gehen oder Laufen oder auch ein Senkfuß vorliegt. Derartige Abnutzungen sollten immer Anlass genug sein, die Ursachen zu hinterfragen, wobei die stark abgelaufenen Schuhe grundsätzlich durch neue Schuhe ersetzt werden sollten. Optimale Schuhe geben den Füßen festen Halt, der auch auf unebenem Gelände gewährleistet ist. Überhaupt müssen die Schuhe dem jeweiligen Untergrund angepasst sein. Der optimale Halt wird durch ein passendes Fußbett unterstützt, indem dies der Fußwölbung eine optimale Anpassung ermöglicht. Damit der Fuß nach dem Absetzen locker abrollen kann, muss die Sohle des Schuhs beweglich sein.

Eine ganz besondere Bedeutung bekommen Schuhe, wenn sie für sportliche Zwecke verwendet werden. Hier ist es wichtig, die unterschiedlichen Anforderungen an die Füße zu berücksichtigen. Je nach Sportart ist darauf zu achten, dass sie nicht nur einen besonders festen Halt an den Fersen aufweisen, sondern auch, dass die Sohle stoßgedämpft ist.

Damit man die richtige Wahl trifft, sollte man sich bei Sportschuhen unbedingt von Experten beraten lassen. Zahlreiche Fachgeschäfte bieten ihren Kunden mittlerweile die Möglichkeit, eine sogenannte Laufbandanalyse durchzuführen. Während man sich barfuß oder in Strümpfen auf dem Laufband fortbewegt, werden die Stand-, Abdruck- und Auftreffphasen aufgezeichnet und anschliessend genau analysiert.

Wer beim Kauf von rückengerechten Schuhen auf „Nummer Sicher" gehen möchte, kann sich darüber hinaus auch an bestimmten Gütesiegeln orientieren, mit denen hinsichtlich der Rückengesundheit geprüfte Schuhe gekennzeichnet sind und von der Aktion Gesunder Rücken e. V. (AGR) vergeben werden. Diese Gütesiegel gibt es nicht nur für Schuhe, sondern unter anderem auch für Büromöbel, Betten und Fahrräder.

Wenn die neuen Schuhe schließlich den Weg bis nach Hause geschafft haben, ist die Motivation meistens besonders groß, möglichst schnell die neuen Schuhe auszuführen. Oftmals sind hier durch unpassenden Übereifer Blasen und Dellen schon vorprogrammiert. Denn neue Schuhe sollten zunächst erst eingelaufen werden. Dies erreicht man am besten, wenn man mit den neuen Schuhen erstmal nur kurze Wegstrecken zurücklegt.

Wenn man sich schon mit dem Zusammenhang der Schuhe und Rückengesundheit beschäftigt, sollte man sich auch ein paar Gedanken darüber machen, dass die sorgfältig ausgesuchten rückenfreundlichen Schuhe auch rückenschonend angezogen werden sollten.

Hierfür kann man sich z. B. an eine Wand anlehnen und das Bein zum Schuhanziehen hochziehen. Eine Alternative ist es, wenn man sich rückenfreundlich auf einen Stuhl setzt und die Schuhe mit geradem Oberkörper anzieht.

Arbeitsplatzergonomie –
wie sieht ein rückenfreundlicher Arbeitsplatz aus?

Im Gegensatz zu unseren Vorfahren, deren Arbeitsalltag durch ständige Bewegung geprägt war, üben heutzutage viele Menschen eine sitzende Tätigkeit aus. Die Mehrzahl der heutigen Rückenprobleme wird genau durch derartige Tätigkeiten ausgelöst, sodass insbesondere Bürojobs in Bezug auf rückenfreundliche Bedingungen genauer unter die Lupe genommen werden sollten. Dies darf allerdings nicht darüber hinwegtäuschen, dass auch heutzutage noch viele Menschen schwere körperliche Arbeiten verrichten, die mindestens genauso rückenbelastend sind, und wo einige bestimmte Verhaltensmaßnahmen zu einer Schonung der Wirbelsäule beitragen können.
Nicht immer lassen sich diese Maßnahmen im Arbeitsalltag umsetzen, aber nichtsdestotrotz erkennen inzwischen immer mehr Unternehmen die Notwendigkeit, die Gesundheit, und insbesondere die Rückengesundheit, ihrer Mitarbeiter durch Präventivmaßnahmen zu unterstützen getreu dem Motto „Vorbeugen ist besser als Fehltage". Und da vielen Chefs immer mehr Krankschreibungen aufgrund von Rückenproblemen auf den Schreibtisch flattern, weil die meisten krankheitsbedingten Fehltage bedingt durch Skelett- und Muskelerkrankungen verursacht werden, haben insbesondere Großunternehmen längst erkannt, dass hier ein großer Handlungsbedarf besteht.

Denn hat sich erstmal ein gravierendes Rückenleiden eingeschlichen, dann bedeutet dies in vielen Fällen, dass man es mit einem sehr langwierigen Leiden zu tun hat, aus dem zukünftig noch viele Fehltage resultieren werden.
Da diese zwangsläufig mit enormen Kosten- und Produktionsausfällen verbunden sind, ist es nachvollziehbar, dass Unternehmen, die sich dieses Themas bewusst sind, inzwischen zu umfangreichen Vorsorgemaßnahmen greifen.
Für Personen mit Osteochondrose ist diese positive Entwicklung natürlich sehr erfreulich, wenngleich festgestellt werden muss, dass es noch immer die Minderheit der Unternehmen ist, die sich intensiv um die Gesundheit der Mitarbeiter bemüht.
Wer an Osteochondrose erkrankt ist, kann da mitunter schon mal frustrierte Erlebnisse erfahren, denn um das Fortschreiten der Erkrankung zu unterbinden, kann es erforderlich sein, einige Umstrukturierungsmaßnahmen am Arbeitsplatz umzusetzen, bei denen die Unterstützung des Chefs unverzichtbar ist, aber die man sich mühsam erkämpfen muss.
Eigentlich sollte jedem Arbeitgeber an der Gesundheit und dem Wohlergehen seiner Mitarbeiter gelegen sein. Doch die Realität sieht leider allzu oft ganz anders aus, sodass es oftmals Probleme bei einer Anpassung des Arbeitsplatzes geben kann. In diesen Fällen kann der Rentenversicherungsträger ein wichtiger Ansprechpartner sein. Die Kontaktaufnahme ist besonders dann

anzuraten, wenn sich durch den Arbeitsplatz bereits Rückenprobleme bzw. eine Verschlechterung der Osteochondrose bemerkbar machen.

Das anfänglich investierte Geld in die wahrscheinlich höheren Anschaffungs-kosten für rückenfreundliches Büromobiliar im Vergleich zu herkömmlichen Büromöbeln rentiert sich für die Unternehmen schnell, indem sich der Krankenstand der Mitarbeiter erheblich reduzieren lässt. Hinzukommt eine deutlich erhöhte Produktivität der Mitarbeiter, die auf eine verbesserte Konzentration und mehr Wohlbefinden zurückzuführen ist.

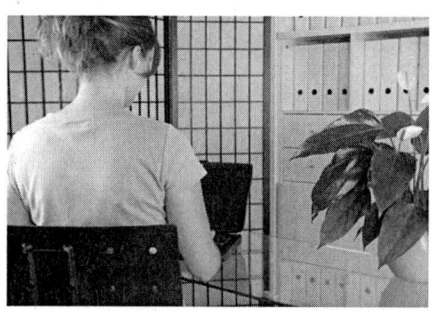

Ausstattung des Arbeitsplatzes im Büro

Wenn es um ein gesundheitsförderliches Arbeitsumfeld geht, kommt der Aus-stattung des unmittelbaren Arbeitsplatzes eine besondere Bedeutung zu. Als ideal für die Rückengesundheit zählen Arbeitsplätze, an denen sowohl im Stehen, als auch im Sitzen gearbeitet werden kann. Doch wäre vielen Arbeit-nehmern schon geholfen, wenn die sitzende Tätigkeit durch rückenfreund-lichere Maßnahmen unterstützt würde, als dies bisweilen in den meisten Unternehmen der Fall ist. Denn von „Schreibtischtätern" ist bekannt, dass sie besonders häufig von Rückenleiden betroffen sind. Damit diese erst gar nicht in Erscheinung treten, ist es nachvollziehbar, dass die beste Vorbeugung darin besteht, den Arbeitsplatz so rückenfreundlich wie möglich auszustatten.

Bei einem Arbeitsplatz im Büro kommt dem Stuhl und dem Schreibtisch eine besondere Bedeutung zu. Dies ist keine neue Erkenntnis, denn längst wurde sie von einigen Herstellern aufgegriffen, die sich auf die Einrichtung von rückenfreundlichem Büromobiliar spezialisiert haben. Sie sind in der Lage, maßgeschneiderte Lösungen anzubieten und individuelle Arbeitsplatzlösungen umzusetzen.

Ein großes Thema ist seit einiger Zeit das sogenannte dynamische Sitzen. Bürostühle mit einer derartig ausgestatteten Funktion unterscheiden sich von herkömmlichen Stühlen darin, dass sie über eine sich mitbewegende Rücken-lehne verfügen. Trotz dieser variablen Lehne erfährt der Rücken stetig eine Unterstützung.

Andere rückenfreundliche Bürostühle, die ihren Schwerpunkt weniger auf die dynamische Sitzfunktion gelegt haben, sind hauptsächlich mit ergonomischen Einsätzen ausgestattet, und die Rücken- und Armlehnen lassen sich in der Höhe verstellen.

Sitzen am Arbeitsplatz

Die ideale Höhe von Bürostuhl und Schreibtisch ist dann gegeben, wenn man die Unterarme in einem bequemen 90 °C-Winkel auf der Arbeitsfläche ablegen kann und die Armlehnen knapp unter die Tischplatte reichen.

Die ideale Sitzposition ist auch daran zu erkennen, dass man sich zur Erledigung der Arbeit nicht nach vorne beugen muss. Vorbeugen ist unbedingt zu vermeiden, denn es ist besonders häufig dafür verantwortlich, dass es zu Verspannungen im Nackenbereich kommt, die langfristig zu einer Schädigung der Wirbelsäule führen.

Häufiges Vorbeugen wird auch dadurch verhindert, indem die am häufigsten benötigten Gegenstände in unmittelbarer Nähe liegen.

Weitere ausführliche Informationen über rückenfreundliches Sitzen lesen Sie in dem separaten Kapitel „Sitzen – eine große Belastung für den Rücken".

Positionierung des Computers

Auch der richtige Abstand zum Bildschirm ist für rückenfreundliches Sitzen wichtig. Als Richtlinie gilt hier, dass sich die oberste Zeile des Textes kurz unterhalb der Augenhöhe befinden sollte. Wenn der Kopf stattdessen eine Neigung machen muss, damit die Texte gelesen werden können, führt dies zu einer Belastung des Nackens. In der Regel ist der Bildschirm in einem Abstand von ca. 50 Zentimetern von den Augen entfernt positioniert.

Um sich an verändernde Sichtverhältnisse anpassen zu können, wenn z. B. Sonnenstrahlen vorübergehend das Lesen erschweren, sollte der Bildschirm drehbar sein, um eine ungünstige Körperhaltung zu vermeiden.

Die Computertastatur ist ideal positioniert, wenn sie soweit von der Tischkante entfernt steht, dass die Hände und Unterarme davor aufgelegt werden können. Meistens sind hierfür ca. 15 Zentimeter erforderlich.

In gleicher Höhe wie die Tastatur sollte sich auch die Computermaus befinden, um möglichst körpernah arbeiten zu können und um unnötige Verrenkungen zu verhindern. Hinzukommt, dass der Bewegungsapparat umso mehr strapaziert wird, je größer der Abstand zwischen den Händen und dem Rücken ist.

Bei der Auswahl der Computermaus sollte man darauf achten, dass die Größe zur Hand passt. Durch eine ergonomisch geformte Maus, die an einer Seite etwas höher ausgerichtet ist, wird erreicht, dass das Handgelenk entspannt aufliegen kann.

Arbeitstisch

Wenn es um eine rückenfreundliche Ausstattung des Arbeitsplatzes geht, wird einem Stuhl inzwischen zwar sehr häufig viel Aufmerksamkeit gewidmet, bei der Auswahl eines passenden Arbeitstisches ist dies allerdings noch nicht immer der Fall.

Wie bereits erwähnt, ist eine individuell passende Tischhöhe dann gegeben, wenn man die Unterarme in einem bequemen 90 °C-Winkel auf der Arbeitsfläche ablegen kann und Beugungen des Oberkörpers nach vorne nicht erforderlich sind. Doch erfüllt ein idealer Arbeitstisch die Anforderungen an rückenfreundliche Bedingungen nicht allein durch die ideale Tischhöhe, sondern mindestens genauso wichtig ist es, dass unter dem Tisch ausreichend Beinfreiheit vorhanden ist, sodass die Ober- und Unterschenkel nicht nur bequem einen rechten Winkel bilden können, sondern dass die Beine auch lang ausgestreckt werden können. Schubladencontainer und andere Gegenständen sollten den Bewegungsraum unterhalb des Schreibtisches also nicht einengen.

Eine Ausnahme bilden hier sogenannte Fußstützen, die nicht nur für kleinere Personen gedacht sind, die einen Höhenunterschied zwischen dem Stuhl und dem Fußboden nivellieren müssen, sondern auch als eine Entlastungsmöglichkeit für strapazierte Beine dienen können.

Die Tischgröße sollte idealerweise eine Tiefe von 80 Zentimetern und eine Breite von 1,60 Metern ausmachen, sodass ausreichend Platz für das benötigte Büromaterial und den Computer vorhanden ist.

Arbeiten im Stehen

Bei einer stehenden Tätigkeit ist es wichtig, dass der Arbeitsplatz der Körpergröße angepasst wird. Die Arbeitsfläche ist dann optimal eingestellt, wenn man im Stehen mit rechtwinklig gebeugten Ellenbogen die Unterarme bequem auf die Arbeitsfläche ablegen kann.

Während der Verrichtung der Tätigkeiten sollte man in aufrechter Körperhaltung stehen bleiben können, sodass sich der Oberkörper weder nach vorne noch nach hinten beugt. Ist dies nicht möglich, ist eine Erhöhung der Arbeitsfläche erforderlich.

Längeres Stehen mit vorgeneigtem Oberkörper ist unbedingt zu vermeiden. Damit der Rücken entlastet wird, sollte abwechselnd ein Bein einige Zentimeter vor das andere gestellt werden.

Sitzpausen

Besonders in stressigen Phasen, in denen sich die Muskulatur des Rückens und Nackens schnell verspannen, sollte auf regelmäßige Bewegung geachtet werden, die in Form von Sitzpausen oder Arbeiten im Stehen erfolgen kann. Um die Wirbelsäule zu entlasten, sollten Sie auch im Büro so viele Tätigkeiten wie möglich im Stehen oder Gehen erledigen. Oft ist es reine Gewohnheit, die einen meinen lässt, bestimmte Dinge wären nur im Sitzen möglich. Denken Sie um, und greifen Sie nicht stetig zum Hörer, um mit Ihrem Kollegen nebenan zu telefonieren, sondern stehen Sie auf und gehen Sie hinüber. Verzichten Sie auf eine Thermoskanne auf Ihrem Schreibtisch, sondern gehen Sie regelmäßig in die Kaffeeküche, und holen Sie sich frischen Kaffee. Es sind viele kurze Wege, die am Ende eines Tages aber eine beachtliche Summe an zusätzlichen körperlichen Aktivitäten zusammenkommen lässt. Übrigens profitiert hierdurch nicht nur die Rückengesundheit, sondern auch der Kreislauf wird aktiviert und sorgt für mehr Energie und einen klaren Kopf. Und so manche Idee entwickelt sich wie von ganz allein, denn durch Bewegung werden das Denken und die Kreativität aktiviert. Sitzpausen sollten aber nicht nur für`s Arbeiten genutzt werden, sondern auch zum Entspannen. Durch aktive Dehn- und Streckübungen können Verspannungen verhindert werden. Lesen Sie hierzu das Kapitel „Übungen zum Nachmachen".

Rückenschulen in Unternehmen

Eine Rückenschule im Allgemeinen ist keine neue Erfindung, sondern wird seit vielen Jahren vielerorts und von unterschiedlichen Institutionen wie der Volkshochschule, Sportvereinen, Fitnesscentern und Physiotherapiepraxen angeboten. Hierbei wird in erster Linie allgemeingültiges Wissen vermittelt, das sich auf allgegenwärtige Alltagssituationen bezieht und weniger auf den Arbeitsplatz. Da aber insbesondere viele Faktoren des Arbeitsplatzes dafür verantwortlich sind, Rückenprobleme zu verursachen, hat es sich seit einigen Jahren etabliert, auch spezifische Rückenschulungskurse in Unternehmen durchzuführen. Diese Schulungen haben den entscheidenden Vorteil, dass die spezifischen Rahmenbedingungen des Arbeitsplatzes berücksichtigt werden. Einige Firmen bieten ihren Mitarbeitern Rücken- und Haltungsschulungen an, die außerhalb der Arbeitszeiten in kleineren Gruppen durchgeführt werden.

Finanzielle Unterstützung durch die Krankenkasse

Trotz unseres maroden Gesundheitssystems und angespannter Haushaltslagen kann bei Vorliegen einer Osteochondrose ein Gespräch mit der Krankenkasse nützlich sein. Auch wenn es hier keine für alle Kassen gleichermaßen gültigen Regeln gibt, die bei der Osteochondrose im Hinblick auf bestimmte Kostenübernahmen greifen, ist eine Anfrage dennoch immer ein Versuch wert. Im Prinzip geht es bei der Krankenkasse darum, dass langfristig gesehen die präventiven Maßnahmen dazu führen sollen, später benötigte teure Heilbehandlungen zu vermeiden. Nicht immer geht diese Rechnung auf, denn niemand weiß, was in der Zukunft passieren wird, aber es ist nachvollziehbar, dass durch bestimmte und erfolgversprechende Vorsorgemaßnahmen und einen gesunden Lebensstil, an den die Versicherten durch die Teilnahme an Gesundheitskursen herangeführt werden sollen, die Aussichten größer sind, dass die Krankheit nicht fortschreitet. Somit kann es für die Krankenkasse eine sinnvolle und ökonomische Vorgehensweise sein, ihre Versicherten durch präventive Maßnahmen zu unterstützen.

Doch diese Sichtweise ist leider nicht bei allen Krankenkassen in gleichem Ausmaß anzutreffen, sodass man nicht per se damit rechnen sollte, dass beispielsweise die Kosten für einen rückenschonenden Bürostuhl oder einen Gymnastikkurs übernommen werden.

Damit man keine unangenehme Überraschung erlebt, ist es immer ratsam, im Vorfeld die Krankenkasse zu kontaktieren und diese nicht mit der Präsentation einer Rechnung vor vollendete Tatsachen zu setzen. In einem persönlichen Gespräch erfährt man schließlich auch, ob die Krankenkasse bestimmte vertragliche Vereinbarungen mit einem bestimmten Bürostuhlhersteller hat. Auch die Höhe des Zuschusses oder die Gesamtsumme kann man hier in Erfahrung bringen. In aller Regel verlangen die Krankenkassen für die Genehmigung eines ergonomischen Bürostuhls ein ärztliches Attest, aus dem die medizinische Notwendigkeit hervorgehen muss.

Bei Präventionskursen hingegen ist eine finanzielle Förderung davon abhängig, ob ein Kurs bestimmte Voraussetzungen erfüllt. Diese werden nach streng vorgegebenen Richtlinien festgelegt und müssen entsprechende Qualitätskriterien und Inhalte aufweisen. Hierzu gehört unter anderem, dass die Kurse auf wissenschaftlich begründeten Konzepten basieren, dass sie in Gruppen stattfinden, mindestens 8 und maximal 12 Wochen lang dauern und in einem wöchentlichen Rhythmus erfolgen. Wer berufstätig ist, hat die Möglichkeit, stattdessen an einem Kompaktkurs teilzunehmen.

Grundsätzlich handelt es sich bei den förderungsfähigen Kursen um gesundheitsunterstützende Angebote, die eine Krankheitsentstehung verhindern sollen. Hierzu zählen Präventionskurse aus den Bereichen Ernährung, Bewegung, Entspannung und Stressbewältigung sowie Kurse, bei denen es um den Verzicht auf Suchtmittel wie z. B. Alkohol und Zigaretten geht. Bewegungskurse beinhalten hauptsächlich die Förderung des Bewegungsapparates, indem beispielsweise Kurse wie Nordic Walking, Aqua-Fit, Wirbelsäulengymnastik und Rückenschule angeboten werden. Die Stress- und Entspannungskurse beinhalten z. B. Tai-Chi, Yoga, Qi Gong, Autogenes Training und Progressive Muskelentspannung.

Diese Präventionskurse sind inzwischen für die Krankenkassen einerseits wichtig, um ihre Versicherten an eine gesundheitsbewusste Lebensführung heranzuführen, andererseits aber nutzen sie diese Kursangebote auch gerne für ihre Marketingzwecke.

Jeder Versicherte hat die Möglichkeit, pro Jahr maximal zwei dieser Maßnahmen in Anspruch zu nehmen, allerdings kann er nicht denselben Kurs in zwei aufeinanderfolgenden Jahren buchen bzw. erhält er hierfür keine Kostenübernahme seitens der Krankenkasse. Noch bis 2010 war es bei einigen Krankenkassen möglich, an bis zu 16 Kursen pro Jahr teilzunehmen. Im Rahmen der Gesundheitsreform wurde dies allerdings auf maximal 2 pro Jahr beschränkt.

Die Krankenkassen entscheiden selbst, ob sie die Kurse in Eigenregie durchführen oder externe Dienstleister damit beauftragen. Erfahrungsgemäß werden die Kosten, die direkt von den Krankenkassen durchgeführt werden, meistens komplett übernommen. Allerdings gehören krankenkasseneigene Kurse aus Kostengründen zunehmend der Vergangenheit an, sodass die Teilnahmemöglichkeit inzwischen überwiegend nur noch bei externen Anbietern möglich ist. Insbesondere kleinere Krankenkassen bieten ihren Versicherten an, sich vor Ort einen geeigneten Gesundheitskurs auszuwählen.

Eine interessante Möglichkeit einer Präventionsmaßnahme bietet seit einigen Jahren eine Kombination aus Urlaub und der Teilnahme an einem Präventionskurs. Spezialisierte Reiseveranstalter bieten diese Kombinationsprogramme, die durchschnittlich mit 150,- € bezuschusst werden, in Kooperation mit den meisten gesetzlichen Krankenkassen an. Basis für diese Art von Gesundheitsreisen, bei denen strenge Qualitätsvoraussetzungen erfüllt werden müssen, bildet die Rechtsgrundlage des § 20 Sozialgesetzbuches V.

War zu Beginn das Angebot dieser Reisen noch sehr überschaubar und auf deutsche Zielgebiete beschränkt, ist dies inzwischen auf europäische und außereuropäische Länder ausgeweitet worden.

Allerdings gibt es hier sehr unterschiedliche Konditionen seitens der Krankenkassen, sodass es nicht möglich ist, allgemeingültige Aussagen zu treffen. Wer Interesse an einer dieser finanziell unterstützten Gesundheitsreisen ist, sollte sich an seine Krankenkasse wenden. Hier sollte man sich sicherheitshalber den Zuschuss bereits vor Antritt der Reise bewilligen lassen.

Auch wenn die durch Krankenkassen finanziell unterstützten Gesundheitsreisen auf den ersten Blick womöglich wie Urlaub auf Kosten der Kasse wirken, so entspricht dies nicht der Realität. Denn einerseits muss nachweislich mindestens 80 % des Kursprogramms absolviert werden, und andererseits sind die Kosten für Unterkunft und Verpflegung vom Teilnehmer selbst zu leisten.

Auch wenn einige Anbieter von Gesundheitsreisen und Präventionskursen damit werben, über eine Anerkennung von Krankenkassen zu verfügen, so sollte man sicherheitshalber im Vorfeld mit seiner Krankenkasse Kontakt aufnehmen und eine Kostenübernahme erfragen. Überhaupt hat immer die Krankenkasse das letzte Sagen. So garantiert auch eine nachweisliche Zertifizierung eines Kurses nicht, dass eine finanzielle Unterstützung der Kasse tatsächlich erfolgen wird.

Zu beachten ist außerdem, dass die Krankenkasse auch im Nachhinein die Möglichkeit hat, ihre Kostenzusage zu revidieren. Dies ist insbesondere der Fall, wenn keine regelmäßige Kursteilnahme erfolgt. Aus diesem Grund ist man gut beraten, sich vom Kursleiter die Anwesenheit jeder teilgenommenen Stunde bestätigen zu lassen.

Egal, um welchen Antrag es sich schließlich handelt – ob um die Kostenübernahme eines Bürostuhls oder eines Präventionskurses – eine Absage sollte man nicht einfach hinnehmen. Insbesondere wenn es um eine Leistungsbewilligung geht, die nicht im allgemeinen Leistungskatalog aufgelistet ist, kann dies leider allzu schnell zu Ablehnungen führen. Einen Widerspruch einzulegen, kann sich auf jeden Fall lohnen, und es zeigt sich immer wieder, dass sich insbesondere freundliche, aber bestimmende Hartnäckigkeit auszahlt.

Einfacher gestalten sich hingegen in der Regel Bonusprogramme der Krankenkasse. Hierbei haben die Versicherten seit einigen Jahren eine weitere Möglichkeit, eine Unterstützung für gesundheitsbewusste Lebensführung in Form von interessanten Prämien zu erhalten. Die Bonusprogramme sind mittlerweile beliebte Marketinginstrumente der Krankenkassen, um sich von Mitbewerbern abzugrenzen. Da sich heutzutage ca. 95 % der Leistungen der Krankenkassen aufgrund gesetzlicher Vorgaben nicht mehr unterscheiden, nutzen inzwischen die meisten Krankenkassen diese Möglichkeit, um Versicherte an sich zu binden. Die Ausgestaltung der Leistungen der Bonusprogramme unterscheidet sich durch feine Unterschiede und variiert je nach Krankenkasse.

Grundsätzlich gibt es Bonuspunkte nicht nur für gesundheitsfördernde Maßnahmen, sondern auch für regelmäßige Teilnahmen an ärztlichen Vorsorge- und Früherkennungsuntersuchungen, für die eine schriftliche Bestätigung vorliegt. Bei der Osteochondrose kommen insbesondere aktive Mitgliedschaften im Sportverein oder Fitnessstudio in Betracht. Allerdings bedeutet dies nicht, dass die Krankenkassen die Jahresgebühren für die Mitgliedschaften übernehmen, sondern vielmehr sind es stattdessen eher Punkte, die in einem Bonusprogramm der Krankenkasse gutgeschrieben werden können.

Die innerhalb eines Kalenderjahres angesammelten Punkte können gegen attraktive Sachprämien oder, je nach Krankenkasse, auch als finanzielle Erstattung eingetauscht werden. In die Bonusprogramme werden auch mitversicherte Kinder einbezogen, sodass auch deren Vorsorgeuntersuchungen in die Gesamtpunktzahl einfließen.

Es lohnt sich, die angebotenen Bonusprogramme der jeweiligen Krankenkassen etwas genauer unter die Lupe zu nehmen, dabei aber auch ein Augenmerk auf mögliche Einschränkungen zu legen. So kann es beispielsweise Einschränkungen geben, indem ein Bonus nur den Versicherten gewährt wird, wenn diese Nichtraucher und nicht übergewichtig sind.

Stationäre Rehabilitationsmaßnahmen (Kuren)

Wenn die Osteochondrose durch ambulante therapeutische Maßnahmen vor Ort nicht in den Griff zu bekommen ist, alle hier verfügbaren Angebote ausgeschöpft sind, und auch bereits ein entsprechender Facharzt die Erkrankung behandelt hat, besteht die Möglichkeit, eine Kur zu beantragen.

Viele Osteochondrose-Patienten haben bereits von einer derartigen Rehabilitationsmaßnahme profitiert und berichten über sehr positive Erfahrungen, wenngleich man nicht davon ausgehen kann, dass grundsätzlich bei allen Osteochondrose-Betroffenen tatsächlich die erhoffte Linderung erreicht werden kann.

Auch wenn seit dem Jahr 2000 der Begriff „Kur" nicht mehr als Fachbezeichnung in der deutschen Sozialgesetzgebung verwendet wird, hat sich nichts daran geändert, dass es sie vom Grundsatz her auch heute noch gibt. Im Fachjargon wird eine Kur heute als eine stationäre Rehabilitationsmaßnahme bezeichnet und ist dafür vorgesehen, bereits bestehende Krankheiten zu lindern oder zu heilen.

Sie kommt insbesondere dann in Betracht, wenn die Krankheit droht, zu einer starken dauerhaften Beeinträchtigung im Alltag und im Berufsleben zu führen, sei es auf körperlicher, seelischer oder geistiger Ebene. Insbesondere, wenn der Erhalt der Arbeitskraft in Gefahr gerät, sind Rehabilitationsmaßnahmen unbedingt angezeigt, sei es in ambulanter oder stationärer Form.

Bei vielen Osteochondrose-Patienten bedeutet die Krankheit immer auch ein gewisses Risiko, die Berufstätigkeit weiterhin ausüben zu können. Und je jünger die Betroffenen zum Zeitpunkt der Diagnose sind, umso mehr Bedeutung hat dieser Aspekt. Denn wer gerade erst Mitte 30 ist und eigentlich noch 30 Jahre Berufstätigkeit vor sich hat, dem ist alles daran gelegen, den Krankheitsverlauf günstig zu beeinflussen und unbedingt die Erwerbsfähigkeit aufrechtzuerhalten oder wiederherzustellen. Und da sich auch die Rentenversicherer unter ökonomischen Aspekten gesehen besser stehen, wenn eine frühzeitige Erwerbsunfähigkeit verhindert werden kann, ist die Finanzierung einer Rehabilitationsmaßnahme für sie immer noch die kostengünstigere Variante. So ist die Durchführung einer Kur häufig auch ein (letzter) Versuch seitens der Rentenversicherer, vor einer eventuellen Genehmigung einer Erwerbsunfähigkeitsrente, diese mithilfe einer intensiven Rehabilitationsmaßnahme abzuwenden.

Doch nicht immer ist ein Rentenversicherungsträger für die Genehmigung bzw. Durchführung einer stationären Rehabilitationsmaßnahme zuständig, sondern bei einigen Patienten sind es stattdessen die gesetzlichen und privaten Krankenkassen. Die Zuständigkeit steht immer in Abhängigkeit mit dem jeweiligen Versichertenstatus. Hier ist es insbesondere entscheidend, ob der Patient berufstätig ist oder nicht. Während bei Personen, die noch im Berufsleben stehen, der Rentenversicherungsträger zuständig ist, wird der Antrag von Personen, die bereits Rente beziehen oder als Familienversicherte gelten, bei der jeweiligen Krankenkasse gestellt.

Ausnahmen stellen hier Unfälle dar, denn wenn aufgrund eines Berufsunfalls eine Rehabilitation erforderlich ist, wird diese durch einen Unfallversicherungsträger wie die Berufsgenossenschaft getragen. Sozialhilfeempfänger haben die Möglichkeit, den Antrag direkt beim Sozialamt zu stellen.

Bevor eine Kur angetreten wird, muss im Vorfeld eine klare Diagnostik erfolgt sein. Die körperliche Verfassung sollte eine aktive Teilnahme an den Rehabilitationsmaßnahmen ermöglichen. Welche weiteren Voraussetzungen im Einzelnen erfüllt werden müssen, kann von Einrichtung zu Einrichtung variieren.

Der Aufenthalt erfolgt nicht in einem Krankenhaus, sondern in einer Klinik, was in der meistens komfortableren Unterbringung und im Tagesablauf deutlich wird.

Die hier angebotenen Anwendungen orientieren sich an den persönlichen Bedürfnissen des Patienten, sodass das Therapiekonzept die wesentlichen individuellen Aspekte der Beschwerden, die durch die Krankheit auftreten, berücksichtigt. Die während des Aufenthaltes erlernten Übungen und neu erworbenen Erfahrungen sollten möglichst so gestaltet sein, dass sie in den Alltag einbezogen werden können. Inwieweit dies gelingt, hängt weitestgehend davon ab, wie stark die Eigenmotivation ausgeprägt ist. Aber wer positive Erfahrungen mit bestimmten Anwendungen gemacht hat, und eine spürbare Linderung der Beschwerden erreichen konnte, der behält diese oftmals auch nach Beendigung der Rehabilitationsmaßnahme bei.

Die bestmöglichen Resultate sind in der Regel durch einen komprimierten Aufenthalt in einer entsprechenden Fachklinik zu erwarten, wo sich Ärzte auf die Behandlung der Osteochondrose spezialisiert haben. Doch nicht immer ist es für die Patienten möglich, sich für mehrere Wochen in eine stationäre Behandlung zu begeben, sei es aus familiären oder beruflichen Gründen. Manchmal ist es auch der Leistungsträger, der dazu drängt, eine ambulante, statt stationäre Therapie durchzuführen. Die ambulante Behandlung erfolgt oftmals in speziellen Ambulanzen von Krankenhäusern oder in ortsansässigen Physiotherapiepraxen und hat den Vorteil, dass sie vor Ort möglich ist und der Patient nicht aus seinem persönlichen Umfeld und Alltag herausgerissen wird.

Dennoch überwiegen häufig die Vorteile einer stationären Behandlung, indem man hier eine Rundum-Betreuung erhält und sich konsequent auf seine Gesundheit einstellen kann. Die Pflichten des Alltags werden zudem ausgeschaltet. Hinzukommt, dass die Behandlung während eines stationären

Aufenthaltes wesentlich intensiver erfolgen kann, weil den ganzen Tag über eine therapeutische Betreuung und Rehabilitationsmaßnahmen durchgeführt werden.

Ein Klinikaufenthalt hat darüber hinaus auch den Vorteil, dass man hier auf viele Gleichgesinnte trifft und sich mit ihnen über die Krankheit und den Umgang mit ihr austauschen kann. Dieser Aspekt wird in seiner Wirkung allzu oft unterschätzt, obwohl ihm eine große Bedeutung zukommt, weil dieser sich sehr förderlich auf die Verbesserung des Gesundheitszustandes auswirken kann. Denn durch die Konfrontation mit vielen anderen Schicksalen der Mitpatienten rückt die eigene Krankheit ein Stück weiter aus dem eigenen Fokus. Man erkennt, dass man nicht allein auf dieser Welt ist mit seiner Osteochondrose, was die Sichtweise auf die eigene Krankheit verändern kann.

Ein stationärer Aufenthalt ist in der Regel auf eine Dauer von 3 bis 4 Wochen angelegt. Bei sehr schwerwiegenden und langwierig verlaufenden Erkrankungen kann der Aufenthalt verlängert werden. Eine erneute stationäre Rehabilitation kann alle vier Jahre beantragt werden.

Auch wenn die Voraussetzungen für die Genehmigung einer Rehabilitationsmaßnahme vom Grundsatz her gegeben sind und auch der behandelnde Facharzt die Notwendigkeit für eine derartige Behandlung sieht und bestätigt, so bedeutet das in der Praxis noch lange nicht, dass die Genehmigung auch erteilt wird.

Da die Leistungsträger immer mehr zum Sparen angehalten werden, kommt es inzwischen sehr oft zur Ablehnung von Erstanträgen. Innerhalb einer gesetzlichen Frist hat jeder Antragsteller die Möglichkeit, Widerspruch einzulegen. Hieraus kann resultieren, dass der Medizinische Dienst eingeschaltet und der Antrag einer erneuten Überprüfung unterzogen wird. Ob sich am Ende ein positiver Entscheid ergibt, ist von vielen Faktoren abhängig. Nicht immer hat man den Eindruck, dass die Entscheidungen tatsächlich ausschließlich auf der Basis der gesetzlichen Vorgaben erfolgen, sondern dass auch die persönliche Hartnäckigkeit und ein kleines bisschen Glück dazugehören.

Übungen zum Nachmachen

Wie mehrfach in diesem Buch beschrieben, gehört zu einer effektiven Behandlung der Osteochondrose der Wirbelsäule unbedingt Bewegung. Denn nur trainierte Muskeln können das Fortschreiten der Erkrankung und erneutes Auftreten von Rückenschmerzen vorbeugen. Voraussetzung ist allerdings, dass das Wirbelsäulentraining regelmäßig erfolgt.

Während einer akuten Phase der Osteochondrose ist es empfehlenswert, Übungen in Rücken- oder Bauchlage durchzuführen. Durch diese horizontale Lage reduziert sich der Druck auf die Bandscheiben um die Hälfte.

Bevor Sie mit dem Training beginnen, sollten Sie sich zuerst die kurze Anleitung durchlesen und anschließend die Übung im Zeitlupentempo durchführen. So können Sie am besten sehen, ob Sie die Übungsanleitung verstanden haben und was genau während der Anwendung passiert. Durch mehrmaliges Wiederholen werden die Übungen vertrauter, sodass sie flüssiger ablaufen und in einem schnelleren Tempo erfolgen können.

Nachfolgend erhalten Sie einige Übungsanleitungen, die sehr einfach durchzuführen sind, aber trotz ihrer Einfachheit einen hohen Nutzen bringen. So wie beim Sport, so ist auch bei diesen speziellen Trainingseinheiten immer zu bedenken, dass die persönlichen Befindlichkeiten und die Empfehlungen des Therapeuten berücksichtigt werden.

Unabhängig hiervon gilt grundsätzlich für alle Osteochondrose-Patienten, dass ruckartige Bewegungen zu vermeiden sind. Bei der Osteochondrose der Halswirbelsäule ist es wichtig, auf kreisende Bewegungen zu verzichten, weil diese eine größere Belastung bedeuten und Schmerzen verschlimmern können.

Treten trotz der Vorsichtsmaßnahmen Schmerzen auf, ist dies immer ein wichtiges Signal des Körpers, das man beachten und ernst nehmen sollte. Bewegungen und Körperhaltungen, die Schmerzen auslösen oder verstärken, sollten vermieden werden.

Beginnen Sie mit 3 Übungen täglich, und übertreiben Sie Ihre Aktivitäten nicht. Viel wichtiger als die Anzahl der täglichen Übungen ist die Regelmäßigkeit. Mit der Zeit, und angepasst an die körperliche Verfassung, sollte die Anzahl der Übungen erweitert werden.

Training für den gesamten Rücken

1. Stellen Sie sich mit einem geraden Rücken aufrecht, die Beine stehen eng nebeneinander. Richten Sie die Arme in die Höhe, rollen Sie beim Einatmen auf die Zehenspitzen, und strecken Sie sich soweit Sie können.
Atmen Sie tief aus, kehren Sie währenddessen über die ganze Fußsohle in den Stand zurück, und richten Sie die Arme nach unten. Wiederholen Sie die Übung 10 Mal.

2. Legen Sie sich in Bauchlage, und stützen Sie die Unterarme auf. Biegen Sie den Oberkörper nach hinten, und begeben Sie sich zurück in die Ausgangsposition. Wiederholen Sie die Übung 10 Mal.

3. Begeben Sie sich in einen Fersensitz, und strecken Sie die Arme nach vorne aus. Strecken Sie die Arme soweit aus, indem Sie mit den Fingern nach vorne krabbeln, ohne den Fersensitz zu verlassen. Wiederholen Sie die Übung 5 Mal.

4. Legen Sie sich auf den Rücken und die Arme neben den Oberkörper. Ziehen Sie die angewinkelten Beine auf den Bauch, und gehen Sie zurück in die Ausgangsposition. Wiederholen Sie die Übung 10 Mal.

Training der oberen Wirbelsäule

Legen Sie sich auf den Rücken, entspannen Sie einen Moment lang, und nehmen Sie dann den rechten Arm nach hinten. Der linke Arm bleibt neben dem Körper liegen.
Der rechte Arm sollte möglichst weit über den Kopf gerichtet werden, während sich der linke Arm nach unten streckt. Verbleiben Sie einen Moment in dieser Position, dann wechseln Sie die Arme. Wiederholen Sie diese Übung mehrfach.

Stärkung für Hals und Nacken

1. Legen Sie die rechte Handfläche auf die rechte Schläfe und Wange. Drücken Sie mit dem Kopf gegen, und zählen Sie bis 10. Wiederholen Sie die Übung auf der linken Seite.
Wiederholen Sie die Übung 3 Mal.

2. Legen Sie eine Handfläche auf die Stirn, spannen Sie währenddessen die Halsmuskeln an, und zählen Sie bis 10. Legen Sie dann die Handfläche in den Nacken, drücken Sie mit dem Hals gegen, und zählen Sie bis 10. Wiederholen Sie die Übung 3 Mal.

3. In sitzender oder stehender Position senken Sie Ihren Kopf und versuchen, Ihr Kinn fest an die Brust zu drücken. Wiederholen Sie die Übung 10 Mal.

4. In sitzender oder stehender Position atmen Sie ein und senken mit jeder Ausatmung den Kopf langsam nach rechts. Bei der Einatmung bewegen Sie den Kopf zurück in die Mitte. Bei der nächsten Ausatmung senken Sie den Kopf nach links.

Wiederholen Sie die Übung auf jeder Seite 5 Mal.

Training der Brustwirbelsäule

Während Sie sich in Bauchlage befinden, strecken Sie die Arme nach vorne. Versuchen Sie, sich während der Streckung rückwärts zu biegen und hierdurch den Oberkörper vom Boden zu lösen. Wiederholen Sie die Übung 10 Mal.

Verspannungen lösen

Legen Sie sich in eine bequeme Rückenlage, und stellen Sie sich vor, dass sich Ihr ganzer Körper während des Einatmens anspannt und beim Ausatmen entspannt.
Gehen Sie nach und nach jeden einzelnen Körperbereich durch, indem Sie diesen erst anspannen und danach entspannen: Ihre Füße, Beine, Oberschenkel, Hüften, der Bauch, der untere Rücken, die Schultern, Oberarme, Unterarme und Hände. Wiederholen Sie die Übung 2 Mal.

Die 5-Minuten-Entspannungsübung

Setzen Sie sich in aufrechter Haltung auf einen Stuhl, und legen Sie die Hände locker in den Schoß. Die Augen halten Sie geöffnet. Nun konzentrieren Sie sich auf einen beliebigen Gegenstand in Ihrer unmittelbaren Umgebung: Eine Vase, eine Lampe, ein Buch, ein Fleck, ein Teppichmuster oder was auch immer Ihnen gerade gefällt.
Blicken Sie diesen Gegenstand 10 Sekunden lang intensiv an, und lassen Sie dann den Blick schweifen. Wählen Sie einen weiteren Gegenstand aus, und blicken Sie diesen 10 Sekunden lang an. Insgesamt führen Sie diese Übung 5 Minuten lang durch. Danach schließen Sie die Augen und atmen langsam tief ein und aus.

Übung beim Physiotherapeuten

Obwohl sie bei der Osteochondrose als sehr effektiv gilt und auch bei etwas stärkeren Schmerzen lindernd wirken kann, kennen nicht alle Physiotherapeuten diese einfache Übung. Mit einem Bein stellt man sich auf einen kleinen Hocker und pendelt mit dem anderen Bein hin und her. Währenddessen übt der Physiotherapeut einen leichten Druck auf die schmerzende Stelle aus.

Danke

Ich hoffe, das Lesen dieses Buches konnte Ihnen einige hilfreiche Tipps und neue wertvolle Erkenntnisse im Kampf gegen die Osteochondrose geben. Nehmen Sie sich die Zeit und lesen Sie einige Kapitel nochmal durch, die Ihnen beim ersten „Durchstöbern" bereits besonders wichtig erschienen sind und versuchen Sie, diese tiefgehender zu verinnerlichen. Nicht alle in diesem Buch vorgestellten Methoden wirken bei jedem Osteochondrose-Patienten gleich. Wägen Sie also ab und finden Sie die beste für sich heraus.
Ich wünsche Ihnen alles Gute und vor allem Eines:
VIEL GESUNDHEIT!

Ihr ersa Verlag und die ausführende Autorin

Beachten Sie auch unsere anderen Publikationen zum Ende dieses Buches.

Hinweise für den Leser

Weitere Titel aus dem ersa Verlag
www.ersa-Verlag.de

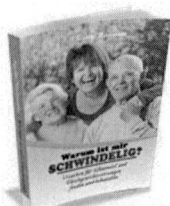

Sigrid Nesterenko
1. Auflage 2012
Taschenbuch, 112 Seiten
ISBN 978-3-9814844-7-2

Taschenbuch
"Warum ist mir schwindelig? Ursachen für Schwindel und Gleichgewichtsstörungen finden und behandeln"

Schwindel und Gleichgewichtsstörungen können viele Ursachen haben. Obwohl die meisten Schwindel-Arten harmlose Ursachen haben, können jedoch auch schwerwiegendere Erkrankungen das Symptom "Schwindel" verursachen.
Dieses Buch zeigt in laienverständlicher Sprache, welche "Schwindelarten" es gibt und welche Ursachen dahinterstecken.
Viele der in diesem Ratgeber veröffentlichten Anregungen haben schon bei zahlreichen chronisch schwindeligen Personen für eine Welt zurück ins Gleichgewicht gesorgt.

Lesen Sie mehr im Internet auf
www.schwindel.ersa-verlag.de

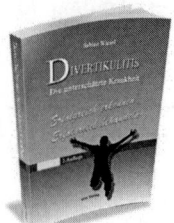

Sabine Wiesel
Taschenbuch, 140 Seiten
2.Auflage 2012
ISBN 978-3-9814844-6-5

Taschenbuch
"Divertikulitis - die unterschätzte Krankheit"

Erfahren Sie in diesem wertvollen Buch, welche Maßnahmen sinnvoll sind, um erneute Entzündungen und Schübe zu verhindern. Lesen Sie auch viele Tipps zur richtigen Ernährung und umfangreiche Ratschläge aus dem Bereich der Naturheilkunde.

Lesen Sie mehr im Internet auf
www.divertikulitis-stop.ersa-verlag.de

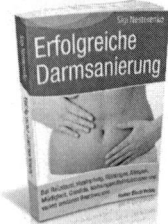

Sigrid Nesterenko
Taschenbuch, 156 Seiten
1.Auflage 2012

Taschenbuch
"Erfolgreiche Darmsanierung - Bei Reizdarm, Verstopfung, Blähungen, Allergien, Müdigkeit, Candida, Nahrungsmittelintoleranzen und vielen weiteren Beschwerden"

Oft ist eine ungesunde Darmflora Schuld an vielen diffusen Symptomen. Viele Betroffene berichten jedoch von einer deutlich verbesserten Gesundheit, nachdem diese eine Darmsanierung durchgeführt hatten. Wenn Ihnen Ihr Arzt auch vorgeschlagen hat, Ihren Darm mithilfe einer Darmsanierung therapiebegleitend zu unterstützen, dann sollten Sie jetzt weiterlesen. Denn die Resultate sprechen für sich und Sie werden sich später fragen, warum Sie diese Maßnahme nicht schon viel früher in Betracht gezogen haben. Fragen Sie auch Ihren Arzt.

Lesen Sie mehr im Internet auf
www.darmsanierung.ersa-verlag.de

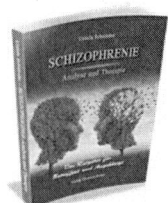

Taschenbuch
"Schizophrenie-Analyse und Therapie"

Schizophrenie ist eine psychische Erkrankung. Sie beeinflusst die gesamte Persönlichkeit in unterschiedlichster Weise und äußert sich auf verschiedenen Ebenen. Die Betroffenen sind in ihrem Denken, ihren Gefühlen und Bewegungen teilweise sehr stark beeinträchtigt. Dabei unterscheiden wir unter verschiedenen Formen der Schizophrenie, deren Ursachen bis heute nicht klar definierbar sind.

Ursula Schnieder
Taschenbuch, 159 Seiten
1.Auflage 2012
ISBN 978-3-9814844-3-4

Lesen Sie mehr im Internet auf
www.schizophrenie.ersa-verlag.de

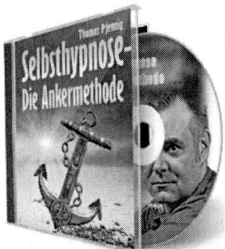

Audio CD
"Selbsthypnose - Die Ankermethode"

»Stellen Sie sich einmal vor, Sie könnten alle Ihre Probleme selbst lösen oder behandeln, einfach so in einer selbst kreierten Hypnose«

Das ist normalerweise genau das, was Hypnosetherapeuten in ihren bezahlten Sitzungen machen. Und Sie können jetzt lernen, wie man sich selbst hilft.

Thomas Pfennig
Audio CD zur Anwendung
1.Auflage 2012

Audio CD von Thomas Pfennig

Lesen Sie mehr im Internet auf
www.ankermethode.ersa-verlag.de

Audio CD
"Hypnosetherapie Schmerzfrei"

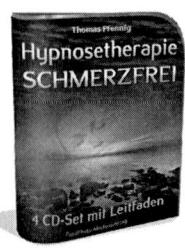

»Bereits im Jahre 2009 schrieb der Spiegel einen Artikel, der für Furore sorgte: "Hypnose in der Medizin". Die letzten Zweifler verstummten spätestens zu jenem Zeitpunkt, als der Focus am 08.01.2009 einen Artikel veröffentlichte, der Hoffnung auch für Schmerzpatienten weckte: "Hypnose - Die Kraft des Unterbewussten". Man hatte nicht zu viel versprochen, denn...

Thomas Pfennig
4 Audio CD + Leitfaden zur
Anwendung
1.Auflage 2012

Lesen Sie mehr im Internet auf
www.schmerzfrei.ersa-verlag.de

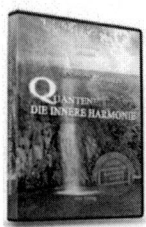

Audio - CD zur Tiefenmeditation
"Quantenheilung - Die innere Harmonie"

Gestresst, müde, kraftlos? Diese CD schafft Abhilfe! Mithilfe moderner Aufnahmetechnik arbeitet diese hochwertige Audio-CD zur Tiefenmeditation mit sogenannten "Subliminal Messages", den "unterschwelligen Botschaften". Diese sind vom menschlichen Gehör nicht wahrnehmbar, wohl aber von Ihrem Unterbewusstsein, das die beruhigenden Botschaften wie einen Schwamm aufsaugt und so ganz tief in Ihnen seine heilende Wirkung entfalten kann.

Zusammengestellt von Razi Ishaq
1. Auflage 2012
Audio CD Instrumental
Laufzeit: 60 Minuten
ISBN 978-3-9814844-8-9

Lesen Sie mehr im Internet auf
www.entspannung.ersa-verlag.de

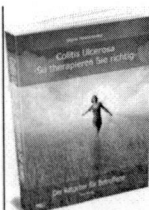

Taschenbuch
"Colitis Ulcerosa - So therapieren Sie richtig"

Die in diesem Buch vorgestellten Lösungen können Ihnen helfen, die Schübe nicht mehr so heftig wie gewohnt ausfallen zu lassen; Colitis-Schübe zu reduzieren oder bestenfalls gar auszuschalten. Erfahren Sie auch, wie Sie wieder mehr Nahrungsmittel vertragen, ohne dass es zu schmerzhaften Bauchkrämpfen, Durchfällen und zu unerwünschter Gewichtsreduktion kommt.

Sigrid Nesterenko
1. Auflage 2010
Taschenbuch, 100 Seiten
ISBN 978-3-9814007-1-7

Lesen Sie mehr im Internet auf
www.colitis-ulcerosa.ersa-verlag.de

Taschenbuch
"Richtig kochen bei Divertikulitis"

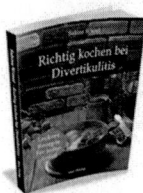

Auch wenn Sie bisher kein großer Küchenzauberer waren – mit diesen Rezepten werden Sie bestimmt Freude am Kochen bekommen. Dieses abwechslungsreiche Kochbuch hält für jeden Anlass etwas bereit. Egal, ob Sie einen leckeren Gemüseauflauf zaubern möchten, einen Snack für zwischendurch benötigen, oder ob es Ihnen einfach um mehr Abwechslung in Ihrer Küche geht. Das Angebot ist so vielseitig, dass Sie mit diesem Kochbuch einen wichtigen Begleiter für jede Phase Ihrer Divertikulitis gefunden haben. Denn Sie erhalten hilfreiche Ernährungstipps für die akute Phase, Einführungsphase und chronische Phase.

Sabine Wiesel, 1. Auflage 2011
Taschenbuch, 146 Seiten
ISBN 978-3-9814007-5-5

Lesen Sie mehr im Internet auf
www.rezepte-divertikulitis.ersa-verlag.de

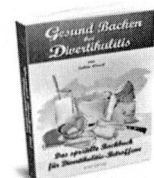

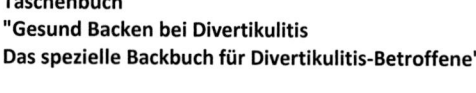

Taschenbuch
"Gesund Backen bei Divertikulitis
Das spezielle Backbuch für Divertikulitis-Betroffene"

Das Angebot in diesem Backbuch mit seinen 200 Rezepten ist äußerst vielfältig, sodass Sie mit diesem Buch einen weiteren wichtigen Wegbegleiter gefunden haben, der es sich zur Aufgabe macht, Ihnen einfach nur mehr Lebensqualität zu bieten. Denn Sie erhalten hilfreiche Ernährungstipps für die akute Phase, Einführungsphase und der chronischen Phase.

Sabine Wiesel, 1. Auflage 2011
Taschenbuch, 146 Seiten
ISBN 978-3-9814844-0-3

Lesen Sie mehr im Internet auf
www. divertikulitis-ernaehrung.ersa-verlag.de

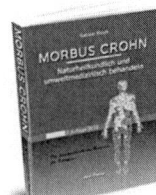

Taschenbuch
"Morbus Crohn -
Naturheilkundlich und umweltmedizinisch behandeln"

Erfahren Sie in diesem in Buch, welche Maßnahmen am sinnvollsten sind, um Morbus Crohn zu behandeln und die Nebenwirkungen der Medikamente zu lindern. Lesen Sie auch viele Tipps und Ratschläge aus den Bereichen der Naturheilkunde und Ernährung, damit Sie ein möglichst beschwerdefreies Leben genießen und neue Schübe vermindern können.

Sabine Bloch,
Taschenbuch, 144 Seiten
2.Auflage 2012
ISBN 978-3-9814844-4-1

Lesen Sie mehr im Internet auf
www. morbus-crohn.ersa-verlag.de

Taschenbuch
"Warum leben wir? -
Die Logiversum Theorie"

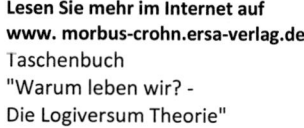

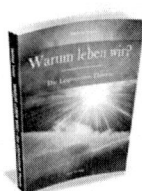

Hier ist die rationale Erklärung des scheinbar Irrationalen: Die LOGIVERSUM-Theorie.

Inzero, Hellmut
Taschenbuch, 152 Seiten
1.Auflage 2011
ISBN 978-3-9814007-6-2

Lesen Sie mehr im Internet auf
www. grenzwissenschaften.ersa-verlag.de

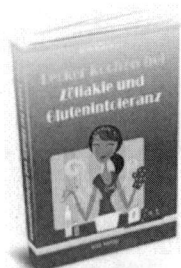

Taschenbuch
"Lecker kochen bei Zöliakie und Glutenintoleranz
Über 200 leckere Rezepte für jeden Anlass"

Glutenfrei, einfach und genial – das ist der Anspruch, dem
dieses Buch gerecht wird. Dabei sind die Gerichte so
vielseitig zusammengestellt, dass für jeden Geschmack
etwas zu finden ist. So werden Sie ganz sicher auf
zahlreiche Rezepte stoßen, die Ihnen und Ihren
Geschmacksknospen zusagen werden. Bringen Sie also
trotz Ihrer Zöliakie bzw. Glutenintoleranz wieder leckere
Sachen auf Ihren Teller. Ihr Gaumen und Ihre Familie
werden es Ihnen danken.

Sigrid Nesterenko,
1. Auflage 2011
Taschenbuch, 152 Seiten
ISBN 978-3-9814007-8-6

Lesen Sie mehr im Internet auf
www. zoeliakie.ersa-verlag.de

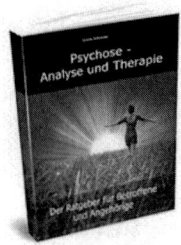

Taschenbuch
"Psychose - Analyse und Therapie
Der Ratgeber für Betroffene und Angehörige"

In diesem wertvollen Buch erhalten Sie viele
Informationen und Hilfen zu der oftmals unterschätzten
Krankheit "Psychose". Sie bekommen wichtige Antworten
zu vielen Ihrer Fragen, damit Sie erkennen, welchen
Therapieweg Sie einschlagen können. Und auch, damit Sie
die Ursache der Erkrankung herausfinden können. Denn
wenn die Ursache erkannt wird und diese womöglich
behoben werden kann, erhöhen sich die Aussichten auf
einen Heilungserfolg häufig um ein Vielfaches.

Ursula Schnieder ,
2. Auflage 2012
Taschenbuch, 139 Seiten
ISBN 978-3-9814007-3-1

Lesen Sie mehr im Internet auf
www. psychose.ersa-verlag.de

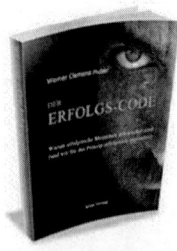

Taschenbuch
"Der Erfolgs-Code - Warum erfolgreiche Menschen
glücklicher sind (und wie Sie das Prinzip erfolgreich
anwenden)"

Machen Sie „Schluss mit Selbstzweifeln" und lassen Sie
Ihren inneren Tiger endlich raus! Zeigen Sie Ihrer Angst die
Rote Karte! - Sie schaffen es!«

Werner Clemens Huber,
1. Auflage 2012
Taschenbuch, 152 Seiten
ISBN 9783981484427

Lesen Sie mehr im Internet auf
www. erfolgscode.ersa-verlag.de

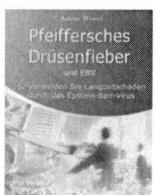

Taschenbuch
"Pfeiffersches Drüsenfieber und EBV"
So vermeiden Sie Langzeitschäden durch das Epstein-Barr-Virus.

Sabine Wiesel,
1.Auflage 2011
Taschenbuch, 146 Seiten
ISBN 978-3-9814007-9-3

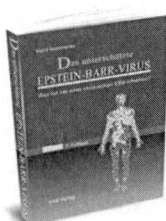

Taschenbuch
"Das unterschätzte Epstein-Barr-Virus"

Die Expertin für Umwelterkrankungen und Fachbuch-Autorin Sigi Nesterenko verrät Ihnen, was Sie bei einer Epstein-Barr-Virus-Infektion beachten müssen, damit dieser keine gesundheitlichen Spätfolgen anrichten kann. Jahrelang kämpfte sie selbst gegen die Folgen einer EBV-Infektion. Dieses Buch soll anderen Betroffenen helfen, diesen unliebsamen Mitbewohner endgültig loszuwerden.

Sigrid Nesterenko,
1.Auflage 2012
Taschenbuch, 148 Seiten
ISBN 978-3-9814844-1-0

Lesen Sie mehr im Internet auf
www.ebv.ersa-verlag.de

Taschenbuch
"Multiple Sklerose-
Naturheilkundlich und umweltmedizinisch behandeln
-Der laienverständliche Ratgeber für Betroffene-"

Fachbuchautorin und Expertin für Umwelterkrankungen, Sigrid Nesterenko, hat für Sie wichtiges Hintergrundwissen zur Multiplen Sklerose in einem einzigartigen Ratgeber komprimiert. Es ist Ihre Gelegenheit, sich wertvolles Hintergrundwissen zugänglich zu machen, dass Ihnen helfen kann, ein schöneres Leben trotz der Diagnose MS zu führen.

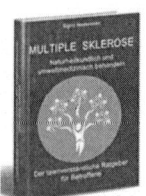

Sigrid Nesterenko
1. Auflage 2011
Taschenbuch, 168 Seiten
ISBN 978-3-9814007-7-9

Lesen Sie mehr im Internet auf
www.multiple-sklerose.ersa-verlag.de

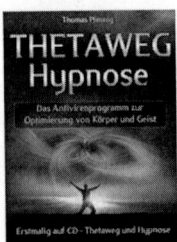

Thomas Pfennig
1. Auflage 2012
Audio CD

AUDIO CD
"THETAWEG Hypnose "

Das Zusammentreffen der aufdeckenden Hypnosetherapie mit dem ThetaWeg® bringt ein enormes Potenzial mit sich. Das Besondere daran ist, dass diese Trance nicht nur das Unterbewusstsein, wie allgemein üblich, anspricht, sondern durch die Theta-Meditation auch die direkte Kommunikation mit dem hohen Selbst führt.

**Lesen Sie mehr im Internet auf
www.thetaweg.ersa-verlag.de**

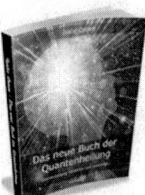

Isalie Onnen
Taschenbuch,
136 Seiten
ISBN 978-3-9814007-2-4

Taschenbuch
"Das neue Buch der Quantenheilung"

Gedanken können Berge versetzen. Die Quantenheilung ist hierzu lediglich das geeignete Werkzeug, das richtig angewendet werden will, um gewünschte Erfolge zu erreichen. Man muß also lernen, bestimmte Methoden zweckgemäß anzuwenden. Dies ist möglich, sollte jedoch nicht als alleinige Therapiemethode gesehen werden. Quantenheilung ist kein Hokuspokus, sondern eine naturwissenschaftliche Methode, die auf den Erkenntnissen der modernen Quantenphysik basiert.

**Lesen Sie mehr im Internet auf
www.quantenheilung.ersa-verlag.de**

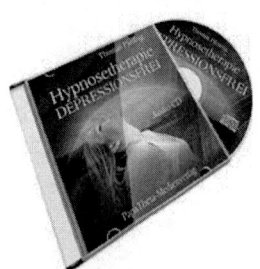

Hypnosetherapie
"Depressionsfrei"
Audio CD
von Thomas Pfennig
Laufzeit: 35 Minuten

Audio - CD
"Hypnosetherapie Depressionsfrei"

Eine Hypnosebehandlung ist normalerweise bei gleichzeitiger Einnahme von Antidepressiva schwieriger durchzuführen, da die Inhaltsstoffe des Medikaments verschiedene Teile des Gehirns blockieren. In die Trance gelangt man zwar genauso gut, nur der Wirkteil beeinflusst meistens unter dem Einfluss der Medikamente, die komplette Behandlung. Bei der CD "Hypnosetherapie – Depressionsfrei" ist das nicht so! Durch einen genialen (uralten, indischen) Trick bei der Hypnoseeinleitung funktioniert der Wirkteil genauso gut, egal ob man Antidepressiva eingenommen hat oder nicht.

**Lesen Sie mehr im Internet auf
www. depressionsfrei-dank-hypnose.ersa-verlag.de**

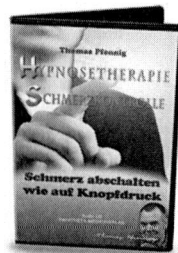

Hypnosetherapie
"Schmerzkontrolle"
Audio CD
von Thomas Pfennig
Laufzeit: 35 Minuten

Audio - CD
"Hypnosetherapie Schmerzkontrolle"

Nach der Verankerung des "Schmerzfreischalters" durch die Hypnose-CD brauchen Sie zukünftig nur noch auf die schmerzende Stelle zeigen oder an sie denken und den Befehl "schmerzfrei" zu sagen, schon ist die Stelle betäubt. Was sich wie HokusPokus Quacksalberei anhört, funktioniert tatsächlich.

Lesen Sie mehr im Internet auf
www. schmerzkontrolle-durch-hypnose.ersa-verlag.de